改訂 第五版
心臓病教室

心臓血管研究所附属病院元院長
太田 昭夫 著

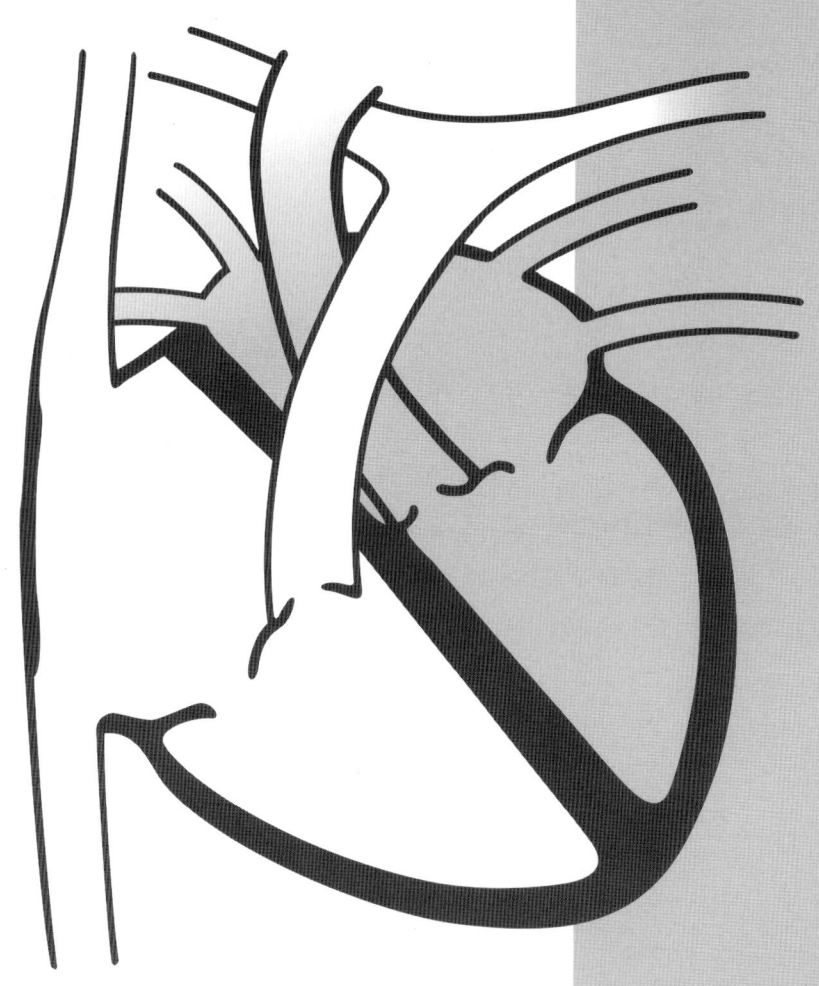

株式会社 新興医学出版社

第五版の改訂に当って

　本書が世に出たのは1979年でした。以後，心臓病の診断治療の進歩に合わせ，ほぼ4年ごとに改訂を加えて来ましたが，1993年3月心臓血管研究所付属病院長を定年退職して以来，筆を入れることなく10年の月日が流れました。しかし本書の復活を望む声が次第に強くなり，また新興医学出版社の「教室シリーズ」の嚆矢となった本書がこのままでは，との服部社長のお奨めもあって，第五版の改訂に取り掛ることにしました。

　この10年，心臓病の世界は大きく変りました。たとえば末梢動脈から精密な用具を送り込み冠動脈の流れを良くするPCI，根拠に基づく医療すなわちEBMによって強心薬から弱心薬へと180度の転換をした心不全治療，ハードの進歩で急激に応用範囲を拡げた画像診断などです。本書にはこれらを極力盛り込むことに努めました。また患者さんの高齢化に伴い，大動脈瘤や閉塞性動脈硬化症を合併される方が増えてきたので，血管病の項も新しく設けました。

　本書は患者さんを前にして心臓病の話をするというスタイルで書いたものですが，実際には看護師，臨床検査技師，臨床放射線技師など広く医療関係者にも読者になって頂きました。社員教育用として採用された製薬会社もありました。そのようなわけで内容は次第に難しくなって来たのではないかと思いますが，本質はあくまで肩の張らない本を目指しております。気軽に手に取って頂けると幸に存じます。

　改訂に当って財団法人心臓血管研究所および付属病院の医師，技師の方々から数多くの文献と資料を寄せて頂きました。ここに心から感謝の意を表す次第です。また紙面の制約から，ご好意を十分生かせなかった点についてご寛容のほどお願い申し上げます。

　2003年3月

著者しるす

はじめに

　数年前私は，心臓病——早期発見と家庭療法——という一般向けの本を書いたことがあります。心臓の解剖・生理から始めて，いろいろな心臓病の診断・治療へと入っていく体裁のものでした。

　この本を出したら，さまざまな反響がありました。その1つは"配列が教科書的で，始めから読み通さなければ理解しにくい。それぞれの疾患別に，原因から治療法までをまとめてあると有難いのだが"という声でした。

　たしかにご指摘のとおりで，患者さんや家族の方にとって心臓病が切実な問題になるのは，医師から"貴方は狭心症で，用心しないと心筋梗塞になりますよ"とか，"僧帽弁狭窄症だから，手術しないといけません"とかいわれてからです。したがって，何も医学生のように系統的に勉強しなくても，いま直面している病気について必要なことがわかれば，当座は間に合います。そういうわけで，今回は病気別に，原因から治療までをまとめてみました。

　ただし，多くの心臓病に共通する心不全や不整脈などの症状，心電図・心臓カテーテルなどの検査については，重複を避ける意味もあって，別にしました。

　もう1つの大きな声は"食事療法をもっと詳しく，具体的に"とのご要望でした。この点については，当初，それぞれの病気ごとに，献立例など挙げるつもりでしたが，繁雑になるおそれがでてきたので，別にまとめました。もちろん，心臓病の療養に食事療法は不可欠ですから，あわせてお読み下さい。

　わずか数回でしたが，私はかつて入院中の患者さんに，夕食後集まって頂き，医学講座的な会を持ったことがあります。この会はなかなか好評で，この本も，その時の情景を念頭に書いたものです。題を"心臓病教室"とした理由もそこにあります。

　心臓病は，概して経過の長い病気です。反面，不整脈・狭心症・心臓喘息など，発作のかたちで突発したり，容体が急に変わることも珍しくありません。このようにしつこく，気難しい相手と長く，上手に付き合っていくには，患者さんだけでなく，周囲の人も，相手のことをよく知ることが大切です。その意味で，本書は家族や同僚の方にも読んで頂きたいと思います。

　もちろん病名は同じでも，心臓病の治療法，養生法は年齢，職業，その人の

性格，環境，合併症などによって，千差万別です。医師は患者さんの1人ひとりについて，いろいろな条件を考え，日常生活の上の注意を致します。

　一方，この本も含め，いわゆる療養書には平均的なことしか書いてありません。ですからそれぞれの場面で，食い違う点も当然出てくるでしょう。その際はあくまで主治医を信頼し，よけいな不安をいだくことなく，長短あい補うつもりで，この本を活用されることを希望します。

新館移転を前にして

1979年1月

太田昭夫

目　　次

第一話　狭心症と心筋梗塞 …………………………………1
心臓のエネルギー源 …………………………………………1
　燃料にはこと欠かないが ……………………………………1
　酸素不足に弱い心臓 …………………………………………2
心臓の生命線──冠動脈 ……………………………………2
　冠動脈と呼ばれるわけは ……………………………………2
　殿様と乞食 ……………………………………………………4
酸欠の条件 ……………………………………………………5
　供給の減る3つの場合 ………………………………………5
　需要が増える3つの場合 ……………………………………6
動脈硬化のメカニズム ………………………………………7
　動脈硬化には3種類ある ……………………………………7
　アテローム硬化のはじまり …………………………………8
　アテロームの成長と結末 ……………………………………8
生命線をおびやかすもの──冠動脈危険因子 ……………11
　第一は高血圧 …………………………………………………11
　コレステロールの役割 ………………………………………12
　タバコの害は二刀流 …………………………………………13
　そのほかの危険因子 …………………………………………13
狭心症発作のさまざま ………………………………………14
　労作性狭心症 …………………………………………………14
　待ったなしの不安定狭心症と急性冠症候群 ………………15
　狭心症の変わり種 ……………………………………………15
　無症候性心筋虚血とシンドロームX ………………………18
狭心症の発作がおこったときは ……………………………19
　まず安静 ………………………………………………………19

ニトロ薬の使い方 …………………………………………19
心筋梗塞発作の症状と対策 ……………………………………20
　　発作時の症状と危険 ………………………………………20
　　無痛性心筋梗塞 ……………………………………………22
　　CCUの話 ……………………………………………………23
心筋梗塞のリハビリテーション ………………………………27
　　まず身の廻りのことから …………………………………27
　　心臓を慣らす運動療法 ……………………………………28
　　日常生活と職場への復帰 …………………………………30
回復後の注意 ……………………………………………………32
　　うっ血性心不全にご用心 …………………………………32
　　運動に伴う不整脈は要注意 ………………………………33
　　焼棒杭に火がつく──再発 ………………………………34
虚血性心疾患の治療 ……………………………………………34
　　薬の効き方と副作用 ………………………………………35
　　流れをよくするバイパス手術 ……………………………37
　　手術をせずに狭窄を拡げる方法 …………………………40
　　虚血を軽くする新しい試み ………………………………41
食事が作る狭心症・心筋梗塞の土台 …………………………43
　　塩気の利きすぎた日本人 …………………………………43
　　おいしいものを腹一杯食べると …………………………44

第二話　先天性心疾患と弁膜症 ………………………………47
心臓の構造と循環のしくみ ……………………………………47
　　左心系と右心系 ……………………………………………47
　　左房と僧帽弁 ………………………………………………48
　　左室の構造と機能 …………………………………………49
　　大動脈弁と大動脈 …………………………………………50

右房と右室 …………………………………………………… 51
先天性心疾患 ……………………………………………………… 52
　　先天性心疾患の原因と頻度 ………………………………… 52
　　心房中隔欠損症 ……………………………………………… 53
　　心室中隔欠損症 ……………………………………………… 54
　　動脈管開存症 ………………………………………………… 56
　　ファロ四徴症 ………………………………………………… 58
　　その他の先天性心疾患 ……………………………………… 60
　　直背症候群と漏斗胸 ………………………………………… 60
　　先天性心疾患児の生活指導 ………………………………… 61
僧帽弁狭窄症 ………………………………………………………… 62
　　原因はリウマチ熱 …………………………………………… 62
　　弁膜がダムになって ………………………………………… 64
　　肺うっ血の症状 ……………………………………………… 64
　　やがて右室もダウン ………………………………………… 65
　　わくをはめられた心拍出量 ………………………………… 66
　　弱り目にたたり目の心房細動 ……………………………… 67
　　2通りある手術法 …………………………………………… 68
　　切らずに済ますときは ……………………………………… 69
僧帽弁閉鎖不全症 …………………………………………………… 69
　　原因はいろいろ ……………………………………………… 69
　　オーバーワークの左室 ……………………………………… 70
　　原因によって違う治療法 …………………………………… 71
　　弁置換の問題点 ……………………………………………… 72
　　いつ手術に踏み切るか ……………………………………… 72
　　僧帽弁狭窄兼閉鎖不全について …………………………… 73
大動脈弁狭窄症 ……………………………………………………… 73
　　僧帽弁膜症との違い ………………………………………… 73

原因と症状 …………………………………………………… 74
　　症状が出たら赤信号 …………………………………………… 76
大動脈弁閉鎖不全症 ………………………………………………… 76
　　リウマチ熱以外の原因も ……………………………………… 76
　　低くなる拡張期血圧 …………………………………………… 77
　　手術は余裕のあるうちに ……………………………………… 78
右心系の弁膜症 ……………………………………………………… 78
　　単独におこることはまれ ……………………………………… 78
　　連合弁膜症とは ………………………………………………… 79

第三話　心不全とは ……………………………………………… 81
急性心不全の原因と症状 ………………………………………… 82
　　いわゆる心臓麻痺とは別 ……………………………………… 82
　　心原性ショック ………………………………………………… 82
　　急性肺うっ血 …………………………………………………… 83
慢性心不全の成り立ち …………………………………………… 84
　　心臓が弱ってくると …………………………………………… 84
　　スターリングの法則 …………………………………………… 84
　　交感神経の反応 ………………………………………………… 86
　　レニン-アンジオテンシン-アルドステロン系 ……………… 87
　　心房性ナトリウム利尿ペプチド ……………………………… 88
左心不全の原因 …………………………………………………… 89
　　圧負荷と容量負荷 ……………………………………………… 89
　　心筋不全と不整脈 ……………………………………………… 90
左心不全の症状 …………………………………………………… 90
　　心拍出量にゆとりがなくなると ……………………………… 90
　　肺うっ血でおこる呼吸困難 …………………………………… 92
右心不全の原因 …………………………………………………… 94

ほとんどは左心不全から ……………………94
　　肺疾患，先天性心疾患では直接 ……………94
右心不全の症状 ………………………………95
　　肝臓，腎臓にうっ血がおこると ……………95
　　むくみと心不全の関係 ………………………96
　　鼻血や皮膚の変色も …………………………97
心不全と家庭生活 ……………………………97
　　どのくらい動いてもよいか …………………97
　　NYHA 分類を目安に …………………………98
　　心不全の運動療法 ……………………………100
暑さ，寒さと心不全 …………………………102
　　風邪は心不全のもと …………………………102
　　心臓の負担を倍増する高温高湿 ……………103
食事上の注意あれこれ ………………………104
　　食塩制限は症状によって ……………………104
　　気付かずに摂るナトリウムに注意 …………104
　　たんぱく質は十分に …………………………106
　　インスタント食品の落し穴──ビタミン不足 ……106
　　食物でカリウムを補う法 ……………………107
　　エネルギーはどのくらい必要か ……………107
　　原則として水は自由 …………………………108
　　お茶にコーヒー，ビールにお酒 ……………109
　　引き立て役を上手に使って …………………109
心不全の薬物療法 ……………………………110
　　ジギタリス ……………………………………110
　　利尿薬の効き方 ………………………………111
　　ループ利尿薬 …………………………………111
　　サイアザイド系利尿薬 ………………………112

抗アルドステロン薬 …………………………………………112
　　アンジオテンシン転換酵素（ACE）阻害薬と
　　　アンジオテンシン受容体拮抗薬（ARB）………………113
　　β（ベータ）遮断薬 ………………………………………114

第四話　不整脈のいろいろ ……………………………117
どうきと不整脈 ………………………………………………117
　　どうきには3種類ある ……………………………………117
　　自分で脈をみよう …………………………………………118
心臓の命令系統 ………………………………………………120
　　洞結節は社長さん …………………………………………120
　　心臓と自律神経 ……………………………………………120
　　人前で胸がどきどきするわけ ……………………………123
　　房室結節の役目 ……………………………………………123
　　高速道路にあたる刺激伝導系 ……………………………124
ありふれた不整脈 ……………………………………………125
　　どんな種類があるか ………………………………………125
　　期外（早期）収縮 …………………………………………126
　　心房細動と心房粗動 ………………………………………127
　　上室性頻拍 …………………………………………………129
　　WPW症候群 ………………………………………………131
　　頻拍発作のおこるメカニズム ……………………………132
命令系統の故障 ………………………………………………134
　　不完全房室ブロック ………………………………………135
　　心電図がないとわかりにくい脚ブロック ………………136
　　徐脈だけとは限らない洞不全症候群 ……………………137
重い不整脈 ……………………………………………………139
　　失神発作とアダムス・ストークス症候群 ………………139

極度に脈の減る完全房室ブロック …………………140
　　　人工ペースメーカーの話 …………………………141
　　　症状の激しい心室性頻拍 …………………………144
　　　事実上の心停止──心室細動 ……………………146
　死神の手からいのちを奪い返す蘇生法 ………………146
　　　効果の確かな電撃治療 ……………………………146
　　　心臓叩打法と心臓マッサージ ……………………148
　　　吐く息を吹き込む口うつし人工呼吸 ……………149
　予期せざる死──急死のさまざま ……………………150
　　　大半は心死と脳死 …………………………………150
　　　青壮年を襲うポックリ病 …………………………151

第五話　そのほかの心臓病 …………………………153
　感染性心内膜炎 …………………………………………153
　　　抜歯にご用心 ………………………………………153
　　　電撃戦とゲリラ戦 …………………………………154
　　　決め手は血液培養 …………………………………154
　　　治療は相手との根くらべ …………………………155
　油断のならない心筋炎 …………………………………155
　　　原因にも時代の差 …………………………………155
　　　まぎらわしい症状 …………………………………156
　　　厄介な後遺症 ………………………………………157
　特発性心筋症 ……………………………………………158
　　　重い屑かご …………………………………………158
　　　拡張（うっ血）型心筋症 …………………………159
　　　肥大型心筋症 ………………………………………160
　心膜の病気 ………………………………………………161
　　　急性心膜炎と心タンポナーデ ……………………161

収縮性心膜炎 ……………………………………………… 162
高血圧からくる心臓病——高血圧性心疾患 ………………… 163
　　最大血圧と最小血圧 ……………………………………… 164
　　血圧はなんで決まるか …………………………………… 164
　　急にはじまる心不全 ……………………………………… 166
　　狭心症もおこす …………………………………………… 167
　　治療のポイントは血圧の調整 …………………………… 168
肺に原因する心臓病——肺性心 …………………………… 168
　　急性肺性心とは …………………………………………… 168
　　慢性肺性心の成り立ち …………………………………… 169
　　繰り返す咳，痰，息切れ，そしてむくみ ……………… 170
　　治療よりまず予防 ………………………………………… 171
貧血，甲状腺機能亢進症による心臓病 …………………… 172
心臓神経症 …………………………………………………… 172
　　神経症には2種類ある …………………………………… 172
　　症状はあっても，裏付けが ……………………………… 174
　　起立性低血圧症・神経循環無力症・過換気症候群・パニック障害 174
　　病院のはしごはマイナス ………………………………… 175

第六話　血管の病気 ………………………………………… 177
血管系の解剖と生理 ………………………………………… 177
　　大動脈と主な動脈 ………………………………………… 177
　　静脈と大静脈 ……………………………………………… 179
大動脈の病気 ………………………………………………… 180
　　真性大動脈瘤 ……………………………………………… 180
　　大動脈解離（解離性大動脈瘤） ………………………… 182
下肢の血流障害 ……………………………………………… 183
　　閉塞性動脈硬化症 ………………………………………… 183

ビュルガー（バージャー）病 ……………………………………184
　　急性動脈閉塞 ……………………………………………………185
　静脈の病気 …………………………………………………………186
　　静脈瘤 ……………………………………………………………186
　　下肢深部静脈血栓症 ……………………………………………187

第七話　心臓血管病の検査あれこれ ……………………………189
　一般的な診察でわかること …………………………………………189
　　問診と視診 ………………………………………………………189
　　打診・触診 ………………………………………………………191
　　聴診——心音と心雑音 …………………………………………191
　　雑音の強弱は心臓病の重さと無関係 …………………………192
　血圧をめぐって ………………………………………………………193
　　血圧の測り方 ……………………………………………………193
　　血圧値は変わるもの ……………………………………………194
　　変動する血圧を追う ……………………………………………194
　心電図の知識 …………………………………………………………196
　　わりのよい心電図検査 …………………………………………196
　　心電図のとり方 …………………………………………………196
　　心電図の基本形 …………………………………………………197
　　不整脈をみわける ………………………………………………198
　　心筋の状態がひと目で …………………………………………198
　　心臓の負担も現われる …………………………………………199
　　負荷心電図のいろいろ …………………………………………200
　　発作時の心電図を捉える ………………………………………201
　なくては済ませぬX線検査 …………………………………………203
　　正常な心臓はどんな形か ………………………………………203
　　病名まで写し出すこともある …………………………………205

心不全の予知と診断にも ……206
音による診断──心音図と心エコー図 ……207
　　心エコー法の原理 ……207
　　心エコー図は何でも屋 ……208
　　拍動心を断ち割って示す断層心エコー図法 ……210
　　血液の流れが判る超音波ドプラー法 ……210
　　体の内からの超音波検査 ……211
　　血管内超音波法（IVUS） ……211
精密診断の立て役者──心臓カテーテル法 ……212
　　心臓カテーテル法の歴史 ……212
　　心臓カテーテル検査の実際 ……212
　　右心カテーテル法でわかること ……213
　　左心カテーテル法の必要な場合 ……215
　　診断だけでなくて治療にも ……216
血液循環の時間を測る ……217
　　循環時間から何がわかるか ……217
　　臭覚・味覚を利用する測り方 ……217
　　用途の広い指示薬稀釈法 ……218
ガンマ線による診断─RI ……219
　　花開くRI診断 ……219
　　造影剤を使わない心臓血管造影ができる ……220
　　虚血性心臓病の診断に威力─心筋シンチグラム ……221
　　交感神経の状態や代謝の変化を知る ……223
　　手術をすべきか否かの決め手になることも ……223
X線CTとMRI ……224
　　X線CTの進歩 ……224
　　多芸多才のMRI ……227
そのほかの検査 ……229

尿検査 ……………………………………………………………229
血液検査 …………………………………………………………229
眼底検査 …………………………………………………………231

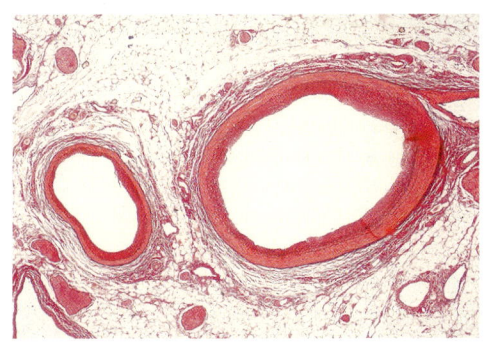
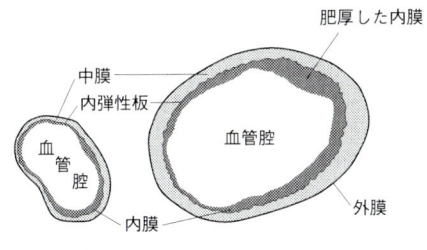

40歳代女性の冠動脈

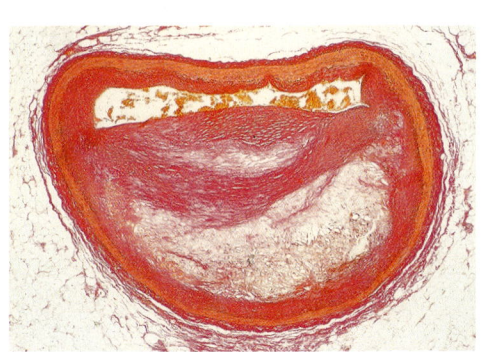
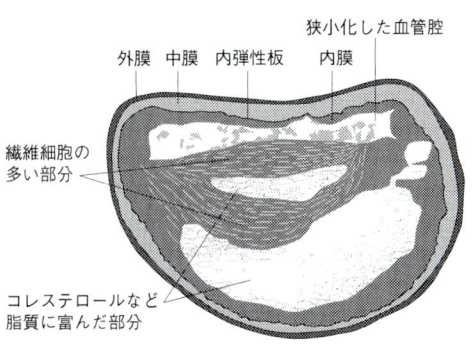

70歳代女性の左前下枝

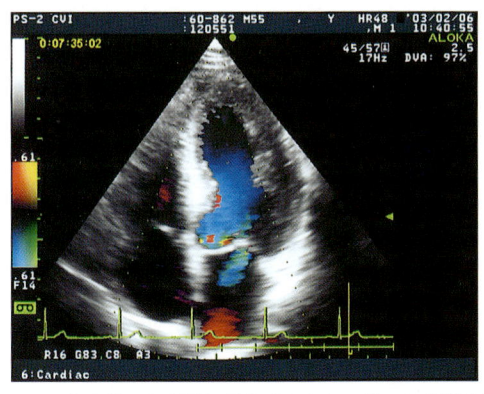
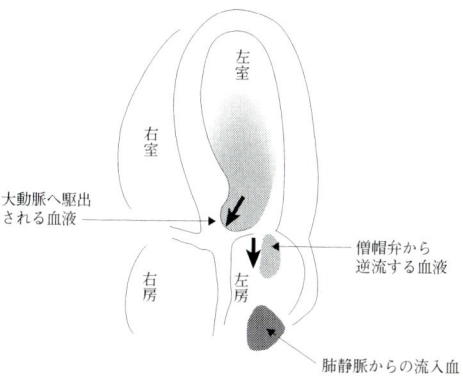

心尖部から心臓を見上げたように撮った僧帽弁閉鎖不全の断層カラードプラー心エコー図です。収縮期のもので，大動脈へ向う大量の血液の右隣りにある小さい青い部分が僧帽弁閉鎖不全による逆流を示しています。下端の赤い部分は肺静脈から左房へ流入する血液です。

第一話　狭心症と心筋梗塞

　狭心症の発作をおこしたり，心筋梗塞で入院する人は，ここ20数年の間に急増しています。現代病の横綱といってもいいすぎではありません。早く発見して適切な対策を立てること，そしてできれば発病に至る以前に予防すること，は現在の急務であります。本書の冒頭に狭心症と心筋梗塞をもってきたのもこのためです。

　狭心症も心筋梗塞も，心臓を養う冠動脈の流れが悪くなったためにおこります。ですからこの両者は，程度の差こそあれ，本質的には同じです。したがって虚血性心臓病と総称されたり，多少ニュアンスは違いますが，冠不全と呼ばれることもあります。

　それでは冠動脈の流れが悪くなると，なぜ命にかかわるようなことになるのか，説明しましょう。

心臓のエネルギー源

燃料にはこと欠かないが

　心臓は1個のポンプです。成人の場合，1分間におよそ5～6 l の血液を拍出します。これは安静時の値ですから，運動したときにはこの値は10 l にもなりましょう。したがって心臓が1昼夜に拍出する血液は10,000 l，大型タンクローリーの積載量に匹敵する量です。これだけの仕事に必要なエネルギーを心臓はどうして産み出しているのでしょうか。

　脳のエネルギー源はぶどう糖に限られます。ですから糖尿病の患者さんが血糖降下薬の使い方を誤ったりして，血液中のぶどう糖が欠乏すると，他にエネルギー源があっても脳は活動できなくなり，意識が乱れ，ついには昏睡状態に陥って死亡することもあります。

　ところで心臓はどうでしょうか。心臓の力のもとである心筋はぶどう

糖,脂肪はもちろん,蛋白質の分解したアミノ酸,脂肪やぶどう糖の燃えかすであるケトン体や乳酸まで燃料としてエネルギーを産み出すことができるのです。脳をガス風呂にたとえると,心臓は何でも燃やせる五右衛門風呂といったところです。

これらの物質の利用される順序は,食後の血液にはぶどう糖が増えるのでまずこれを使い,空腹になってぶどう糖が減ってくると,脂肪が分解してできた脂肪酸を主に使います。

乳酸を燃料にできるのも心筋の大きな特徴です。激しい運動をすると骨格筋からはふだんの10倍もの乳酸が静脈に吐き出されます。すると心筋は,この一種の廃物である乳酸を,自分のエネルギー源として活用してしまいます。運動をすれば心臓の活動もさかんになり,大量の燃料が必要になりますから,これはきわめて効率のよいシステムということができます。

このようなわけで,心臓はいかなる飢餓状態になっても燃料にこと欠くことなく,最後の最後まで活動できるようになっているのです。まさに造化の妙というべきでしょう。

酸素不足に弱い心臓

しかし心臓にも泣き所があります。一刻も休まず,激しい活動を続けなければならない心臓は,これらの燃料を燃やしてエネルギーを引き出すために,たえず大量の酸素を必要とすることです。酸素が不足すると,燃料は不完全燃焼してエネルギーが出なくなるだけでなく,極端な場合はポンプの原動力となっている心筋自体が破壊されてしまうのです。これが狭心症であり,心筋梗塞であるわけです。

心臓の生命線──冠動脈

冠動脈と呼ばれるわけは

心臓に燃料や酸素,要するに血液を送り込むのが冠動脈です。ですか

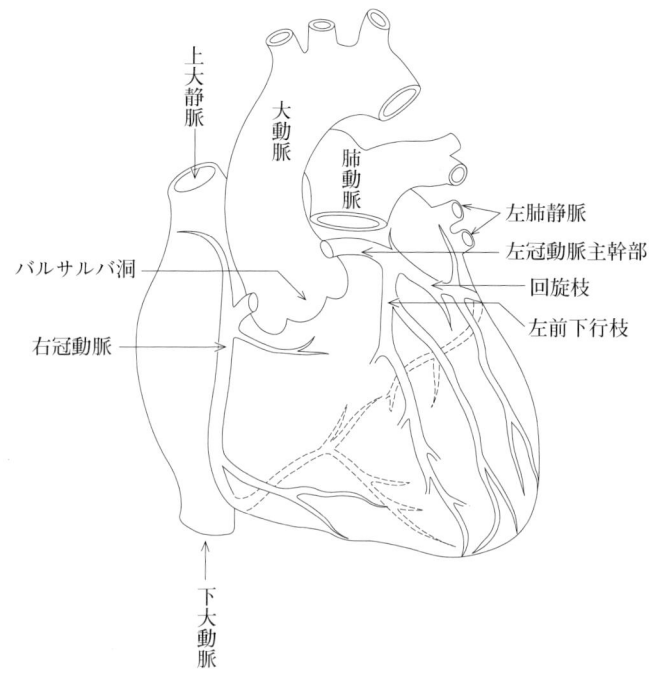

心臓を前から見たときの冠動脈。後面は点線で示しました。
肺動脈の根元は除いてあります。

ら冠動脈は，心臓にとってまさに生命の綱，生命線ということなります。

　冠動脈は大動脈の根元のややふくらんだところ——ここをバルサルバ洞と呼びます——から，ほぼ直角に枝分かれし，下に向かって心臓の表面に分布します。左右の2本ありますが，左冠動脈が2cmほどのところでさらに左前下行枝と回旋枝の2本に分かれますから，実際上は3本とみてよいでしょう。

　左前下行枝は主として左室の前から左側面にかけてと心室中隔前半部を，回旋枝は側面から後面にかけての補給を受持ち，右冠動脈は心臓の右側面と後面，さらに心室中隔の後半部に分布しています。冠動脈の太さは主幹部で内径3〜4mm程度，日本人では右冠動脈の方が一般にや

や大き目です。しかし臨床的には，主なはたらき手である左室を灌流する左冠動脈，とくに前下行枝が重要です。

　これら3本の主幹動脈は末端で細々ではありますが互いに連絡していることが多く，心臓をはちまき状に取巻いています。冠動脈という名前もこのような形に由来するものでしょう。一部の血管が狭くなったり閉塞したりしても，ほかから血液を回して貰える結構なしくみといえますが，逆に症状が現われたときは，かなり進行しているという心配もあります。

　心臓の表面を走る主幹動脈からは，たくさんの小枝が直角に分枝して心筋層をつらぬき，心室の内腔に向かいます。そしてさらに毛細血管に分かれ，心筋の隙間を洗うように流れて，心筋にぶどう糖や脂肪酸，それに酸素を与え，かわりに炭酸ガスなどの燃えかすを受取って静脈となり，大部分は再び心臓の表面に戻ります。これらの静脈は合流して1本にまとまり，心臓のうしろよりから右房に流れ込みます。その河口にあたる部分を冠静脈洞といい，ここの血液を採って動脈血の成分と比べると心臓での物質代謝がわかりますし，特殊なカテーテルを挿入して流量を測定することにより冠動脈の流れを知ることができるので，学問的には重要なところです。

殿様と乞食

　さて，冠動脈に流れ込むのは，心臓から大動脈に拍出された血液の一部ですが，大動脈の血圧の高いときは心臓自体も収縮しているため抵抗が多くて，冠動脈への流入がうまくいきません。また冠動脈が大動脈から直角に枝分かれすることも，大動脈の血流が早くなる収縮期には，血液を流れ込みにくくしています。したがって血液は主に心筋がゆるんでいる拡張期に流れることになります。この事実は拡張期血圧の低下しやすい病気，たとえば大動脈弁閉鎖不全症，動脈管開存症，脚気などで重要な意味を持ってきます。

冠動脈を流れる血液の量は毎分約 200 ml，心拍出量のおよそ 4 ％ になります。ちなみに脳には約 700 ml，腎臓にはなんと 1,000 ml 近い大量の血液が循環しています。したがって，これらの臓器から流れ出る静脈血の中には，まだ利用できる酸素が 70〜80 ％ も残っております。いってみれば殿様のように，出されたご馳走の一部をつまむだけで，十分満腹できるわけです。ところが心臓の場合は，冠静脈洞に戻ってくる血液中に，利用されずに残っている酸素は 20〜30 ％ くらいのものです。乞食が，貰った少しばかりの食物を，残さず平げるのに似ています。

以上をまとめますと，心臓はたいていの燃料をエネルギー源にできる，たいへん効率のよいポンプです。この燃料および必要な酸素は，左右の冠動脈を流れる動脈血によって心臓に供給されています。心臓はこの血液中の酸素を目一杯利用して働いているので，もし需給のバランスが崩れれば，心臓はたちまち酸素不足，いわば酸欠に陥る結果となるのです。

酸欠の条件

当然のことできすが，需給バランスが崩れるのは供給が少なすぎるか，需要が多すぎるか，両者ともにあるか，のいずれかです。心臓も例外ではありません。

供給の減る 3 つの場合

第一は誰でも考えつくことですが，冠動脈が狭くなったり，閉塞してしまった場合です。原因としては冠動脈の硬化がもっとも多く，ときにはれん縮といって，冠動脈壁にある平滑筋がぎゅっと縮んでおこることもあります。なお，冠動脈のれん縮については後でもう一度お話する機会があると思います。先天的な冠動脈奇型や，川崎病という，乳幼児期の熱性発疹性疾患の後遺症としておこることもあります。

次は冠動脈に血液を流し込む原動力となっている大動脈の血圧，ことに拡張期の血圧が低下した場合です。大動脈弁の閉まりが悪くなって，

血液が左室へ逆流したり，生まれたら閉じるはずの，大動脈と肺動脈との間にある動脈管という管が開いたままになって，血液が肺に回ってしまうと，拡張期の血圧が下がって，心臓に酸素不足がおこります。脱水症やショックなどで血圧が低下しても同様です。

　第三は供給量は十分あっても，肝腎の中味が薄くなったり，使えない状態になった場合です。高度の貧血では，血液中のヘモグロビンが3分の1以下になることがありますが，こうなると心筋の貰える酸素も激減します。また一酸化炭素中毒では，ヘモグロビンは一酸化炭素とかたく結びついてしまうため，酸素を運ぶことができません。当然，心筋は酸素不足となります。

　以上を一家の経済にたとえますと，はじめのものは，ご主人の働きが悪く，月給が少ないというもっともありふれたケースにあたりましょう。次は会社が左前になって月給が減ったり遅れたりするのと似ています。貧血による酸素不足は，インフレで月給袋は厚くなってもつかいでがなくなった場合，一酸化炭素中毒は月給が差押えに遇ったようなものです。

需要が増える3つの場合

　心臓がエネルギーをもっとも必要とするのは，心室が収縮している時期，すなわち収縮期です。1拍ごとについていえば，収縮時間は頻脈になるにつれ次第に短縮されますが，拡張期はなおいっそう短かくなります。ですから同じ時間内で比べると，脈が早いほど収縮期の占める時間が大となり，逆に拡張期のそれは減ってきます。前にも話したように，冠動脈を血液が流れるのは主に拡張期ですから，頻脈になると，心筋の酸素需要が高まるのと裏腹に，供給が思うにまかせなくなるので，酸素不足がおこりやすくなるのです。

　収縮時間のほかに，収縮の強弱，収縮のスピードも大いに影響します。高血圧や大動脈弁狭窄症などでは心室は力強く収縮し，運動・喫煙・精神緊張などのストレスに際しては素早く収縮します。ある種の薬，たと

えば喘息発作に使う吸入薬の一部にも同様な反応をおこさせるものがあり，これらはいずれも心筋の酸素需要を増大させます。

　貧血，甲状腺機能亢進症，弁膜に閉鎖不全のあるときには，心臓は正常の人の安静時の2倍もの血液を拍出することがありますが，このようなときも当然，酸素消費が増えます。

　そのほか，肥大したり，拡張したりした心臓も代謝が増え，酸素を余計に必要とします。

　前にならって一家の経済にたとえますと，頻脈や血圧上昇などの心臓の仕事が増えるのは家中でさかんに旅行にいったり，奥さんが宝石やぜいたくな着物を買い込むようなものでしょう。心臓肥大の場合は，大きな家を持って，修理費や税金でフウフウいうのと同じです。

　以上，どういうときに心臓に酸素不足がおこるか，いわば酸欠の条件を挙げてみました。これらの条件のなかには日常生活の注意で防げるもの，薬や手術でよくなるものなどいろいろありますが，何といっても大物は冠動脈硬化ですから，次にこの問題を取り上げましょう。

動脈硬化のメカニズム

動脈硬化には3種類ある

　動脈硬化には3つのタイプがあります。1つは主として四肢の太い動脈にみられるメンケベルク型で，動脈壁を形づくっている3層のうちの中膜の変化によるものです。老人の上腕に，くねくねと蛇行して拍動する動脈をみることがありますが，これがメンケベルク型です。動脈壁は厚く，硬く，いかにも動脈硬化の感じを与えますが，さして実害はありません。一方，径0.1mm以下の細い動脈にくるのが細動脈硬化です。高血圧と関係が深く，眼底検査でわかります。そしてもっとも厄介なのが粥状硬化ともいわれるアテローム硬化です。

アテローム硬化のはじまり

　さて，このアテローム――粥腫――は何をきっかけに生まれ，どういう条件で大きくなっていくものでしょうか。物事のはじまりはとかくあいまいなもので，アテローム硬化の発端についても説の分かれる点がないわけではないのですが，物語の大筋はおよそ次のとおりです。

　まず動脈の内張りをしているなめらかな内皮に，微細な傷が生じます。不安・怒り・寒さ・痛み・空腹など，いわゆるストレスが加わると，副腎からアドレナリン・ノルアドレナリンというホルモン――これをカテコラミンと総称します――が分泌されますが，このホルモンが内皮に損傷を与える元凶と考えられています。タバコに含まれるニコチンにもカテコラミンを分泌させる作用があり，間接的に血管を傷つけます。細菌やウイルス感染がきっかけになる可能性もあります。

　そのほか，血管の分岐部やたえず屈曲する部分などは細かな傷をうけやすく，ことに血圧が高いと影響が強く現われます。

　いったん内皮に傷ができると，貪食細胞の働きでここから血液中のコレステロールがいわゆる悪玉であるLDLコレステロールのかたちで動脈壁へ取り込まれ，内膜と中膜の間あたりに溜まりはじめます。また傷のところに付着した血小板からは，もともと血管壁にある平滑筋や線維細胞を増殖させる物質が放出され，これらの細胞と取り込まれたコレステロールが一体となった塊を作ります。これがアテロームです。血液中のこれら脂質が多いほど，また押し込む圧力，すなわち血圧が高いほどアテロームの成長は加速されます。

アテロームの成長と結末

　こうしてアテロームは次第に成長し，1 mm 以上も動脈の内側に盛り上がります。これをプラークともいいます。なおプラークというのは本来，ブローチとかバッジといった意味で，アテロームが病理組織学的ないい方であるのに対し冠動脈造影や血管内視鏡で見えたかたちを直感的

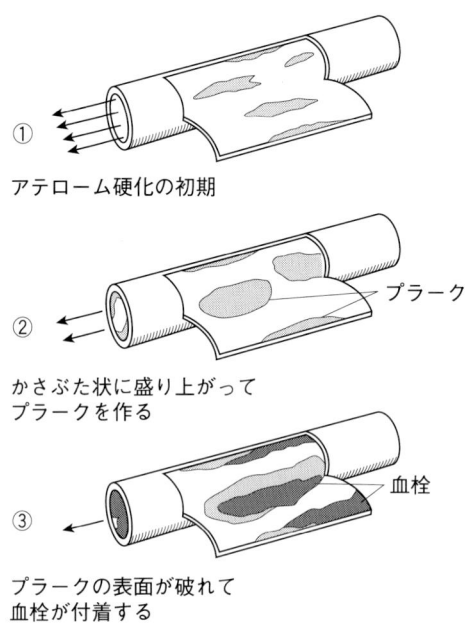

① アテローム硬化の初期

② かさぶた状に盛り上がって
プラークを作る

③ プラークの表面が破れて
血栓が付着する

アテローム硬化の進み方

に表現したものです。プラークができると内径 20 mm 以上もある大動脈ではどうということもありませんが，太いところでせいぜい 3 mm あまりの冠動脈では，このため内腔は狭められ，ひどいときにはほとんど閉塞状態になることすらあります。

　何かのはずみ，たとえば激しい運動やストレスでプラークの表面を覆っていた内膜がパンクして，アテロームがじかに血液中に露出すると，そこに血液が凝固して血栓を生じます。またこのような血管は何かの刺激でれん縮を起こすことがまれでなく，血流をせき止めることがあります。こうなるとさして太くない動脈はたちまち閉塞され，先へは血流が流れなくなって，脇道でもない限り，その部分の組織は死滅することになるのです。これが心筋梗塞であり，脳梗塞であります。また大動脈や総頸動脈など，太い動脈のアテロームにできた血栓がはがれて末梢動脈

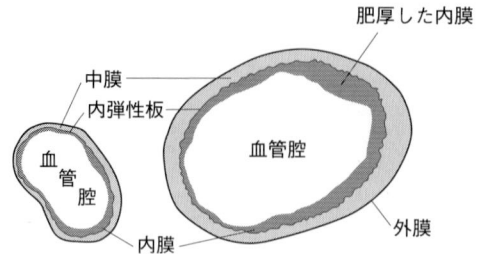

40歳代女性の冠動脈。右は左前下行枝，左はその枝である対角枝です。内側の色の濃い部分が内膜，外側のやや淡く染色された部分が中膜です。濃い波線は内弾性板で，内，中膜の境界をなしています。左前下行枝の図で右上の内膜はやや肥厚し，わずかに脂肪に富む泡沫細胞が混ざってアテローム硬化の始まりを示していますが，左下の部分は正常の冠動脈といってよいでしょう。

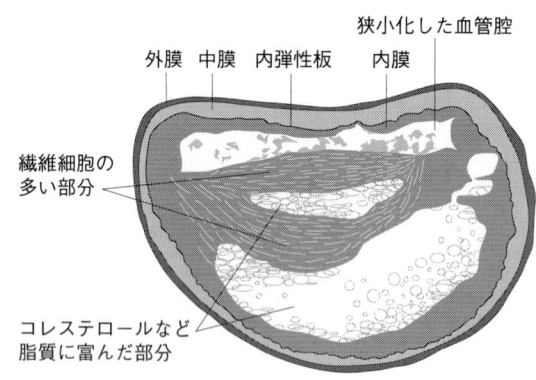

心筋梗塞で亡くなった70歳代女性の左前下枝です。

横断面の大半は粥腫（アテローム）で占められ，下半分はコレステロールなどの脂質が主で明るく染まり，上半分は一部に脂質を含みながら全体としては繊維性の細胞から成っています。ここが何かのはずみで破れ，脂質の部分が血流にさらされますとたちまち血栓を生じ，血行が止まります。

正常冠動脈とアテローム硬化冠動脈の横断顕微鏡写真

にひっかかり，そこで循環障害を起こすこともあります。

　ひどいアテローム硬化に陥った大動脈を開いてみると，丘状や台地状に黄色いプラークが広がり，一部は表面が崩れて潰瘍となり，さらにその中に血栓がつまっていたりして，月の表面か爆撃の跡のように凸凹になっています。触ってみると，ところどころに石灰が沈着して貝殻のよ

うです。

　冠動脈は幸いに，大動脈ほどひどくなることはあまりありません。冠動脈を血液が流れるのは主として拡張期ですから，血圧の影響が軽くてすむからでしょう。しかしなにぶんにも太さに余裕がないので，ちょっとしたプラークでも狭窄を生じて狭心症をおこしたり，わずかな血栓で心筋梗塞になったりするのです。

生命線をおびやかすもの——冠動脈危険因子

　見方を変えて，今度はどのような体質，食生活，生活習慣を持つ人が冠動脈疾患，すなわち狭心症や心筋梗塞になりやすいかを説明しましょう。

第一は高血圧

　動脈壁にコレステロールを押し込んで，アテロームを作り上げる原動力となっているのは血圧です。他の条件が同じなら，血圧が高いほどアテロームのできる早さが速くなります。ふつうアテローム硬化をおこさない肺動脈でも，先天性心疾患や僧帽弁狭窄症で肺動脈圧が正常の3倍，

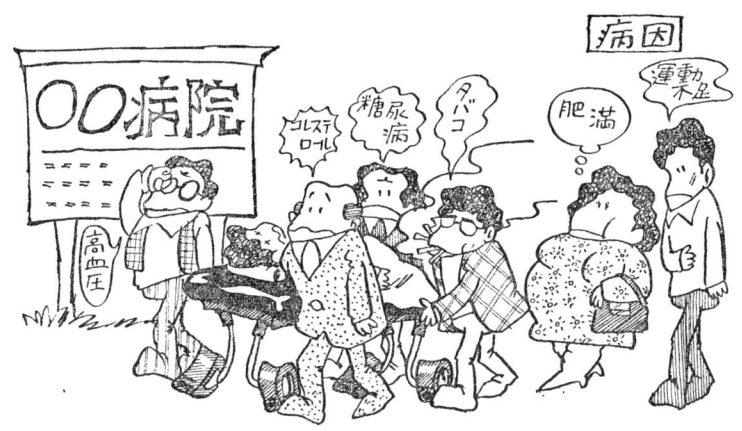

70 mm 水銀柱くらいになると，立派なアテロームが見られる事実は，何よりも雄弁に血圧の役割りを物語っております。高血圧は腎臓病などからくるものは別として，一般に遺伝傾向があり，また食塩の摂りすぎ，寒冷，精神的ストレスで悪化しますから，常々これらの原因を遠ざけておく心掛けが大切です。

コレステロールの役割

次は血液中の脂肪類が増えている高脂血症です。血液中の脂肪類にはコレステロール・一般的には中性脂肪と呼ばれるトリグリセライド・燐脂質・遊離脂肪酸などがあり，遊離脂肪酸以外は蛋白質と結びついてリポプロテインという形で存在しています。これらのうち，アテロームの主体をなしているコレステロールがもっとも悪質です。皮下脂肪は99％が中性脂肪で，したがって中性脂肪は肥満との関係が深いのですが，アテローム硬化との直接の関係はあまり強くありません。

高脂血症は，コレステロールの増えるタイプ，中性脂肪の増えるタイプ，両方とも増えるタイプなどに分けられ，また原因別には遺伝性のもの，甲状腺機能低下など他の病気からくる2次的なもの，それに食べ物に由来するものがあります。遺伝性の場合はなかなか厄介で一筋縄ではいきませんが，食事性の高脂血症は食べ物に注意するだけで正常化します。

ところでコレステロールにも善いものと，そうでないものとの区別のあることはもうご存知でしょう。

善いコレステロールはHDLコレステロールといい，小粒で比重の大きいリポプロテインに含まれていて，組織からコレステロールを除去して肝臓に戻す役をしていると考えられています。したがって本当に悪いのは大粒で比重の小さいLDLコレステロールの方です。

実際に調べてみますと，血液中のコレステロール値の高い人の大半はLDLコレステロールの増加によるものです。LDLコレステロールは動

物性脂肪の摂りすぎやタバコ，運動不足で増えるとされています。一方，HDLコレステロールを増やすには運動が一番です。少量のアルコールも有効との説があり，左党を喜ばせていますが反論もあるようで，少なくとも度を過ごせば中性脂肪も増えますから，明らかにマイナスです。

タバコの害は二刀流

危険因子の第三はタバコです。タバコに含まれているニコチンは，前にも述べたように血管の内皮に傷をつけ，コレステロールが侵入する橋頭保となって動脈硬化への扉を開きます。またくゆらす紫煙の中には，渋滞する交差点の空気中に含まれる一酸化炭素の10倍もの量が含まれ，本人はもとより他人も巻き添えにして，心筋が酸素を取り込むのを邪魔します。ある統計によりますと，喫煙者は非喫煙者の3倍，心筋梗塞にかかりやすく，死亡率からみると6倍にも達するそうです。タバコにはそのほか肺癌の原因になるタール分も入っていますから，タバコをたくさん喫う人は墓場に向かってまっしぐらに走る短距離ランナーといったところでしょう。

そのほかの危険因子

危険因子としてはほかに糖尿病，肥満，高尿酸血症なども挙げられています。これらは遺伝ということもありますが，一般にエネルギーの摂りすぎ，美食家に多く，運動不足と表裏一体です。いいかえれば運動不足も危険因子の1つということができましょう。家族に動脈硬化性の病気が多発している人も，体質が似ていることがあるので要注意です。

危険因子には相互の関係もみられます。たとえば肥った人は糖尿病になりやすく，コレステロールや中性脂肪が高い傾向があります。血液中の尿酸が多く，痛風の発作のある人は一般に性格が積極的で，それだけにストレスにさらされるチャンスも多いと考えられます。いくつかの危険因子を合わせ持っていると，いっそう狭心症や心筋梗塞になりやすいであろうことは，誰にでもすぐ想像できましょう。

冠動脈硬化は一朝一夕にできあがるものではありません。長年のうちにじわじわと進行し，ある日突然，本性をあらわにして生命を脅かすといったことが，とくに働き盛りの年代の人によくみられます。君子危うきに近よらず，30歳になったらこれらの危険因子をできるだけ遠ざけ，狭心症や心筋梗塞を予防することが大切です。

狭心症発作のさまざま

労作性狭心症

心筋への酸素供給が不足したり，需要が高まったりして，一時的に心筋が酸欠状態になっておこる胸の痛みが狭心症であり，大部分が冠動脈硬化からくることはすでに話しました。狭心症の痛みは，その名の示すように単なる痛みというよりは，むしろ絞めつけられる，重苦しい，圧迫される，といった形容詞のつくもので，胸骨の下から左胸部にかけて感じられ，しばしば左肩から左腕にかけて放散します。ときには背中，右胸部，さらに左頸部から耳にかけての異和感を伴うこともあります。時間は数10秒からせいぜい数分，発作の最中は多少息苦しく感じることもありますが，発作がおさまってしまえば後はすっきりします。

このような発作は階段や坂道を登ったり，急ぎ足で歩いたり，風に向かってペダルを踏んだりするとおこりやすく，ことに寒い日や気がせいているときはなおさらです。運動で脈が増え，血圧も上がり気味になるため，心筋の酸素消費が急増するからです。気がせくと自律神経の1つである交感神経が緊張し，さらに酸素消費が多くなるので，いっそう起こりやすくなるわけです。また運動のはじめは，心臓をはじめ循環系のウォーミングアップ不足で，大した動作でなくても発作をみることもあります。したがって出勤時には起こっても，帰り道は何ともないことがよくあります。このようにからだを動かすことによって起こる狭心症を運動狭心症あるいは労作性狭心症といいます。

待ったなしの不安定狭心症と急性冠症候群

　労作性狭心症はそれなりに安定しており，急に心筋梗塞に進むことは割り合とまれですが，これに対して睡眠中・テレビ視聴・読書など体を動かさないでいるとき，あるいは食事・洗面・身の回りの整理など日常生活の中で急に狭心症が始まるケースがあります。労作性に較べ症状も強く頻々と起こる傾向がみられます。これを不安定狭心症といい，従来から労作性狭心症のある方にも起こりますが，今まで全く症状のなかった人にむしろ多いパターンです。

　これはもともとあるプラークの表面を覆っていた血管内皮が破れコレステロールなどの塊が直接血流にさらされてここに血栓ができ，急激に冠動脈の流れを堰き止めるからです。血管内視鏡を冠動脈に挿入すると血小板が集った白色血栓，赤血球が凝固した赤色血栓がプラークの破れた所に付着し数分のうちにこれらが溶けたりまた積上ったりと大変ダイナミックです。このような状態を急性冠症候群といい，たちまちのうちに心筋梗塞，運が悪いと突然死の可能性もある極めて危険な病態といえます。

狭心症の変わり種

　狭心症の仲間にも変わり種がいて，日中は相当な運動をしても発作は起こらないが，夜間や早朝，それもだいたいきまった時刻になると胸が絞めつけられるように痛み，目がさめるというものがあります。これを異型狭心症と呼びます。

　異型狭心症は，冠動脈がれん縮——攣縮という字を書きます——といって，機能的にぎゅっと縮まるのが原因です。れん縮は冠動脈のどこでも生じますが，根もとに近い太い所で起こりますと，広い範囲に強い心筋虚血を生じます。症状は概して労作性狭心症より激しく，ときに10分以上も続き，重い不整脈を誘発したり，まれには心筋梗塞に至ることもあります。

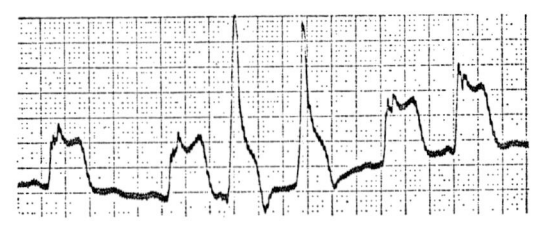

異型狭心症発作中の不整脈。
左から3つ目と4つ目がそれです。この場合は2個だけでおさまっていますが，連続すれば危険です。

　冠動脈れん縮は，はじめ異型狭心症に特有な現象と考えられていました。しかし前にも述べたように，労作性狭心症の人も一般に朝のうちは発作を起こしやすく，日中ならかなりの労作に耐えられるといった例も少なくありません。このような場合，どうも冠動脈れん縮が一役買っているようです。

　特殊なカテーテルを四肢の動脈を通して冠動脈の入口に挿し込み，造影剤を流して冠動脈内腔をX線映画に撮る冠動脈造影法という検査があります。労作性狭心症，とくに朝方に発作をおこしやすい人に午前中この検査をしますと，本当なら拡張するはずの運動直後の造影で，かえって狭窄の強くなるケースをみることがあります。このような事実から，冠動脈れん縮のからむ労作性狭心症も確かに存在することが明らかになりました。

　冠動脈れん縮のメカニズムはまだ完全には解明されておりません。
　血管には血管平滑筋という筋肉が輪状に取り巻いており，拡張的に作用する β（ベータ）受容体，収縮的に働く α（アルファ）受容体——受容体とは神経などからの信号を受取る場所——とが分布して，ともに自律神経のなかの交感神経と密接な関係にありますが，両者のアンバランスがれん縮をひきおこすのだという説があります。これは深夜から朝にかけて好発する異型狭心症を説明するのに都合よくできています。

第一話　狭心症と心筋梗塞

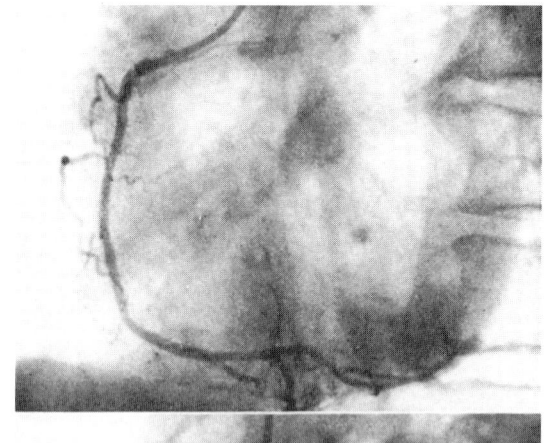

異型狭心症の患者さんの右冠動脈です。局所的な狭窄はほとんどありませんが全体に細い印象を与えます

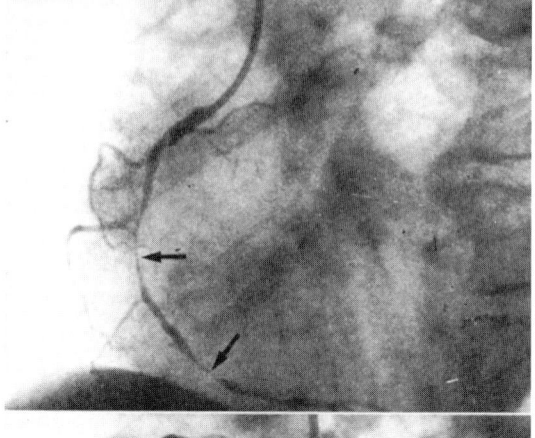

検査中，たまたま狭心症の発作を起しました。れん縮により冠動脈は矢印のところで糸のように細くなっています。

ニトログリセリン1錠を舌下に用いたあとの造影写真です。冠動脈は見違えるように太くなっています。なお矢印で示したところは拡張が十分でなく，輪郭も凸凹して，アテローム硬化もあると考えられます。

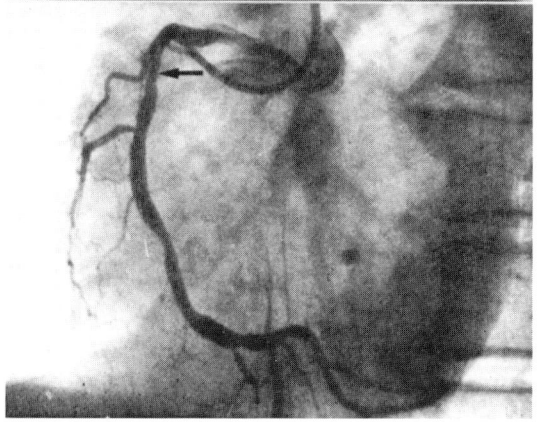

冠動脈れん縮の造影写真

それでは労作で誘発される冠動脈れん縮はどう考えたらよいのでしょうか。この場合，冠動脈には動脈硬化による狭窄がある程度でき上っているのが常で，そこに謎を解く鍵が隠されているようです。

いずれにしても冠動脈れん縮は，冠動脈硬化と並ぶ心筋虚血の2大原因として，重視する必要があると考えられます。

無症候性心筋虚血とシンドロームX

無症候性心筋虚血とは胸痛など狭心症らしい症状がないのに，心電図や心エコー図に一過性の虚血所見がみられる状態をいいます。ホルター心電図（第六話の発作中の心電図を捉えるの項参照）が普及してしばしば見つかるようになりました。健康に自信のある人がたまたまホルター心電図をとって判ることがあり，心筋梗塞のリハビリ中に発見されることもあります。実際によくみるのは狭心症の患者さんでホルター心電図をとってみたら，自覚のあった発作以外に数多くの虚血が心電図に現われているといったケースです。

なぜこのようなことが起こるのかはよく判っていません。心臓など内臓からの知覚神経は皮膚などと違い，複雑な網の目のような自律神経を通って大脳に達しますので，条件によって痛覚にならないのかもしれません。

無症候性心筋虚血は決して軽視できません。痛みという警報がないため，実際には虚血が起こっているのを知らずに無理をして心筋のダメージを大きくしたり，最悪の場合たちの悪い不整脈を誘発して突然死に終ったりする可能性があるからです。

一方，シンドロームXというのは冠動脈造影では異常がないのに，労作時に胸痛があり，心電図にも相応する変化の現われる病気です。造影では写らない 0.1 mm 以下の細い冠動脈の異常と考えられており，中年の，それも女性にやや多い傾向があります。無症候性心筋虚血に較べればずっと少なく，生命にかかわることもまずありません。

狭心症の発作がおこったときは

まず安静

動作中であればまず安静です。歩行中ならば立ち止るか，ベンチに坐るかすれば，2～3分で痛みは薄らいでいきます。日常の生活動作中の発作も同様ですが，屋内でおこった場合，周囲の人が無理に横にするのはかえって禁物です。狭心症発作時には多少とも心臓の機能が低下して，肺に血液がうっ滞する傾向がみられますが，横になると下半身の血液がどっと還流してきて，この傾向を助長し，さらに苦しくなることがあるからです。心臓自体も拡張するので酸素需要が高まり，この点からもよくありません。ソファに坐るくらいがよいのです。

ニトロ薬の使い方

発作に備えて，ニトログリセリン錠やイソソルバイドダイナイトレート――ニトロールなどの名称で市販されている――など，のいわゆるニトロ薬を持っていたら口に含みます。口内が乾燥していても効果の確実なニトロールスプレーもあります。だいたい1分くらいで効いてくるはずです。ニトロ薬は一般に内服すると吸収に時間がかかり，また肝臓で分解されて効果が減りますので，飲み込んではいけません。ただし予防的に使うのなら別です。

ニトロ薬は冠動脈を拡張し，心筋への酸素供給を改善するとともに，全身の血管を広げ，血圧を下降させ，心臓に戻ってくる血液を減らして酸素不足を和らげます。

副作用としては，血管が拡張するため脳貧血のような症状が出たり，頭痛を訴えたりすることがありますが，途中で口中から出すなど，使い方を工夫すればたいてい解決します。1日何錠くらいまでなら用いてよいかとの質問もしばしば受けますが，ニトログリセリン0.3 mg錠なら1回に2錠，30分おきくらい，イソソルバイドダイナイトレート5 mg錠で1回1錠，1時間ごとくらいならまず差支えないとお答えしていま

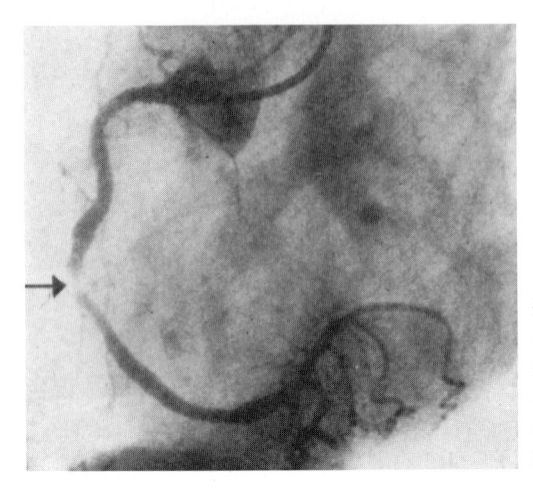

安静時にも狭心症の発作が頻発する人の右冠動脈造影写真。矢印で示すように入口から1/3くらいのところに90％近い狭窄がみられます。なおこの人は左冠動脈にも強い狭窄がありました。

す。しかし実際に次々と服用しても良くならないときや，胸がすっきりせず発作が連発するときは，前に話した急性冠症候群の可能性が高いのですぐ冠動脈造影など緊急の検査，治療の出来る病院に救急車で入院する必要があります。

なお，他のニトロ薬はそうでもありませんが，ニトログリセリン錠は暖かい場所に置いたり，空気に当てたりしますと，1〜2カ月で効果が減ります。ですから必ず着色のガラスびんなどに入れて密栓し，ポケットに入れて持ち歩いたものは3カ月ごとくらいに交換することを忘れないでください。中味は同じですが，1個ごとにアルミ箔で包装されたものもあり，保存性はこの方がすぐれています。

心筋梗塞発作の症状と対策

発作時の症状と危険

心筋が酸素不足になったときにあげる悲鳴がいわば狭心症ですから，心筋が窒息死してしまう心筋梗塞では当然激しい胸痛が，それも数10

分から数時間以上も続きます。時には津波が押しよせてくるように数10分ないし数時間ごとに起こることもあります。急性冠症候群の項で説明したように血栓が一旦溶けてまた出来るといったこともあるからです。その痛みはねじ切られるようなとか，鋸で挽かれるようなとか，重しをのせられたようなとかの形容詞のつく性質のもので，苦悶感，絶望感を伴います。痛む場所も心臓部とは限らず，胸全体から左肩，左腕，背中にかけ，ときにはみぞおちに及び，胃潰瘍や胆石の発作とまぎらわしいことがあります。

　顔色は蒼白，四肢は冷たくなり，べっとりと油汗を流し，しばしば嘔吐したり，また便意を催します。これらは心臓の機能が急激に低下したため，自律神経が異常興奮しておこすショック症状です。本格的な心原性ショックは幸いそう多いものではありませんが，治療してもなかなかよくならないときは，残念ながら見通しは暗いものとなります。

　発作時には脈が乱れることも多く，80〜90％に達するといわれます。いろいろな不整脈が見られますが，とくに危険なのは心室が部分的に勝手気ままに収縮し，事実上心臓の機能がストップしてしまう心室細動で，数分以内に止められないと死亡するか，植物人間になってしまいます。病院に運ばれる前に死亡するケースの大半は，心室細動によるものと考えられています。

　危険な不整脈としては，そのほか心室細動の前兆でもあり，また心原性ショックの引き金にもなる心室性頻拍，心臓収縮の命令系統がやられておこる高度房室ブロックなどがあり，結局心筋梗塞で亡くなる方の約半分は，これらの重症不整脈によるものです。

　そのほか，梗塞をおこしたところが破れて死亡する場合や，脳・肺などに塞栓を生じてこれが命取りになることもあります。これらは発作当日におこることもありますが，2〜3日たってからがむしろ危険です。

　重症不整脈，心原性ショック，心破裂は発作からだいたい4〜5日の間におこり，亡くなる方の70％以上はこの時期に集中しております。

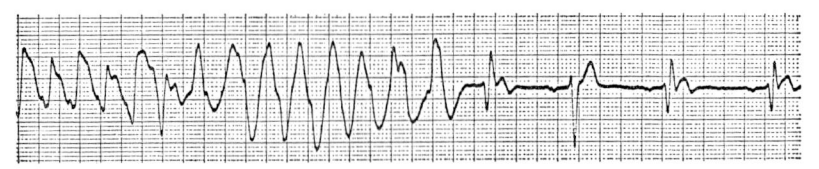

心筋梗塞発作直後の人にみられた心室頻拍。
粗いのこぎりの歯のような部分がそれです。この人では幸い自然に正常のリズムに戻っていますが，心室細動に移行することも少なくありません。

逆にこの間を無事に過ごせばひと安心というわけです。もちろん胸痛発作が依然として出没したり，脈の乱れが続くときは危険が去ったとはいえません。また遅れてうっ血性心不全が現われたりすることもありますから油断は禁物です。

順調にゆけば，4日目頃には胸のもやもやした感じは薄らぎ，38℃前後出ていた熱も下がり，尿の出がよくなり，頭もはっきりして，食欲が出てくるでしょう。回復感を覚えるのもこの頃です。しかし壊死におちいった心筋に修復のきざしがはっきりするのは，さらに1週間もたってからです。

旅客機が乱気流に巻き込まれたときは，パイロットの腕を信じ，スチュワーデスの指示に従ってシートベルトを締める以外に，乗客としては打つ手がないように，心筋梗塞の発作を起こしたら，経験ある医師や看護師の指示を守り，激動の数日を無事に乗り切ることがもっとも大切です。無理かもしれませんが，不安・心配・いらだちといった人間的感情もこの時期は努めて忘れてください。必要とあらば，私どもも鎮静薬などでお手伝いいたしましょう。

無痛性心筋梗塞

割合からすればほんの数パーセントですが，ほとんど胸痛らしいものがなくて，心筋梗塞をおこしていることがあります。これを無痛性心筋

梗塞といい，激しい呼吸困難などの心不全症状が突発したり，強い脱力感があったりして，心電図検査をしてみてはじめて心筋梗塞とわかる場合です。70歳以上のお年寄りや，糖尿病を合併している方に比較的多いとされています。

そのほか，多少の胸痛がしばらく続いただけで，特別これといった症状もないのに，心筋梗塞になっていることもあります。たいていは梗塞としては小さなものですが，繰り返し起こって，なし崩し的にりっぱな心筋梗塞になることもあります。

要するに梗塞発作といってもピンからキリまであり，確実に診断するには心電図のほか，血液中の酵素の変動など，他のデータが欠かせません。胆石症の発作や胃・十二指腸潰瘍，あるいは大動脈が縦に裂ける大動脈解離など，よく似た症状を示す病気との区別をする際も同様です。

ＣＣＵの話

ところでCCUという言葉をご存知でしょうか。CCUというのはcoronary care unit の略で，冠動脈疾患集中治療室，いいかえれば狭心症や心筋梗塞を重点的に治療する専用病室のことです。

心筋梗塞発作では80〜90％——きめ細かく観察するとほんど100％近く——の高率に不整脈がみられること，そして亡くなる方の半分くらいは重症不整脈によるものであることは前に話しました。いいかえると，重症不整脈が治せれば，心筋梗塞の死亡率を大幅に減らす見込みがあるということです。CCU が作られた主な目的もここにあります。

したがって，CCUには心電図をたえず監視して，致死的な不整脈が現われたらすぐ知らせる監視警報装置と，これを治療する直流除細動器や体外式の人工ペースメーカーが最低限必要となります。除細動器という器械は高圧の電気を瞬間的に心臓に流すことにより，心室細動や心室頻拍などを治療する装置のことで，原理的にはカメラのストロボと同じ機構のものです。なお除細動器は数年前から救急車，大型旅客機，主要

ICU の様子

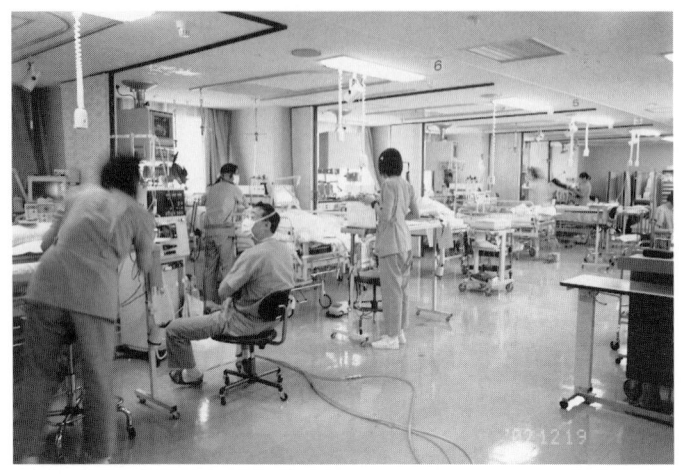

ICU。大勢のスタッフが忙しく動き廻っています
なお ICU というのは集中治療室のことで，心臓手術直後の患者さんの治療と CCU の機能を併せて持っています。

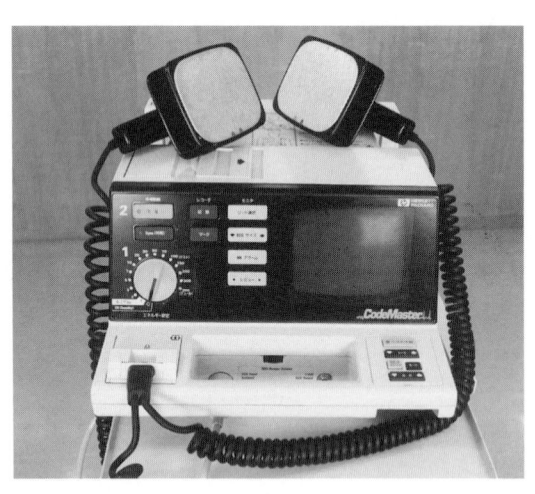

ICU で使われている除細動器。
コードの先にある二つのパッドを心臓を挟むように左胸部前面と側面に押し当て，通電します。この装置は心房細動などにも用いられるため表示がやや複雑ですが，外国の空港などに置いてある心室細動専用の装置はもっと簡単で，消火器に似た赤いものが多いようです。

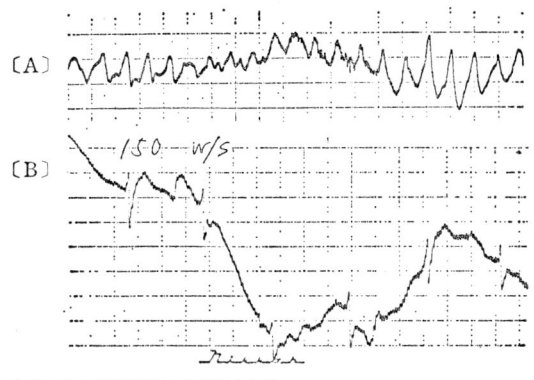

〔A〕は心室細動の心電図です。
〔B〕は直流除細動を行なった直後で，大きくゆれていますが，心電図はほぼ正常のリズムに戻っています。

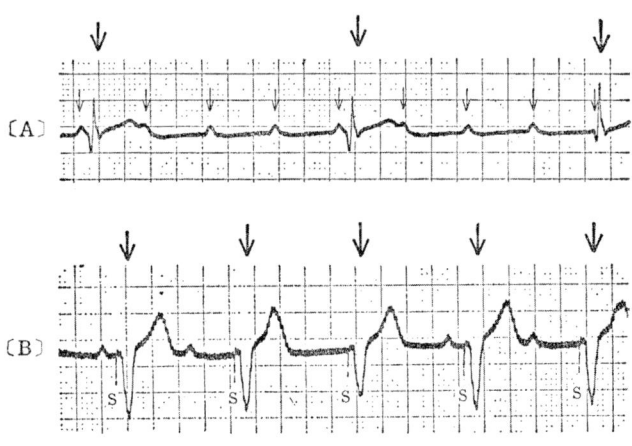

心筋梗塞で高度の房室ブロックをおこした例。〔A〕の小さい矢印は心房の，大きい矢印は心室の収縮を示します。心房が4回収縮する間に心室は1回しか収縮せず，脈拍数は1分間に30以下になっています。〔B〕はこの人に人工ペースメーカーをとりつけて脈拍数を65くらいに増したところです。Sであらわす下向きのとげは人工ペースメーカーからの刺激によるものです。

心筋梗塞発作時の危険な不整脈

空港などに常備されるようになり，電気ショックをかけるか否かの判断は別ですが，機械の操作は消火器並みで，講習を受ければ一般の人でも難しくありません。

人工ペースメーカーは弱い電気刺激を周期的に出して心室を収縮させる，トランジスタラジオくらいの大きさの機械で，高度房室ブロックや心静止など，心室収縮が極端に少なくなったり，ついには止まってしまった状態に用いられます。人工ペースメーカーの刺激は，腕の静脈などから右室に挿入されたカテーテルを介して送り込まれるのが普通です。

最近の装置にはコンピュータが組み込まれ，重症不整脈の前兆となる脈の乱れもすばやくキャッチして，警報を出すしくみを持つものもあります。早くわかればある程度までは薬で抑えることもできますから，心臓が極度に弱っていなければ不整脈を抑えることは割合容易になりました。

もう一つの危機，心原性ショックなどの重い急性心不全の治療はやや大掛かりになります。薬だけでは限界があり，種々の補助循環装置の助けを貸りなければならないことが少なくないからです。しばしば用いられるのはIABPといって股動脈からウインナソーセージのような風船付カテーテルを大動脈に送り込み，これを膨らませたり，縮ませたりして全身循環と同時に冠動脈の流れもよくしようとする大動脈内バルーンパンピングです。もうひとつはPCPSと呼ばれる経皮的心肺補助装置で，大腿静脈から右心房にカニューレという管を入れて血液を抜き，人工心肺装置で酸素と圧力を加え，大腿動脈から腹部大動脈にこれを送り込んで循環を助けるものです。IABPでは血圧が保てないより重症の方に用いられます。

これらの装置を活用して心臓機能が回復するまでの数日間を凌ぐか，緊急にカテーテル治療やバイパス術を行うなどして，従来数％に過ぎなかった心原性ショックの救命率を30％くらいまで引き上げることが可能となりました。

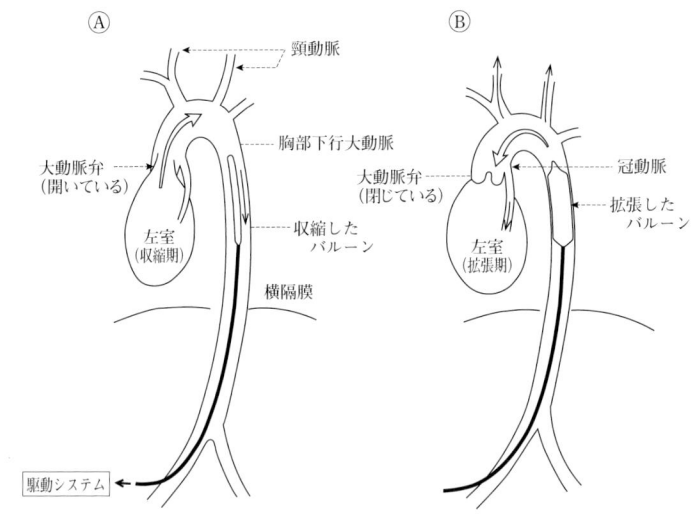

大動脈内バルーンパンピングの原理
Ⓐ収縮期に左室から拍出された血液は，バルーンも収縮しているため全身に流れる。
Ⓑ拡張期には左室からの拍出はなく，代りに拡張したバルーンによって排除された血液は大動脈を逆流し，頸動脈や冠動脈は流れ込む。

心筋梗塞のリハビリテーション

まず身の廻りのことから

　順調にいって発作から10日もたつと，梗塞によって巻きおこされた全身的な反応はだんだんと静まり，心電図も安定してきます。心筋の死んでしまった部分には線維芽細胞という若い細胞が現われて，収縮力こそありませんが，しっかりした線維組織に置きかえます。
　火事にたとえると，燃えさかっていた火が消えて，いくらかくすぶってはいても，一方では焼け跡の片付けが始まったくらいのところです。
　この時期に入るといよいよリハビリテーション，すなわちもとの生活様式をとり戻すための準備にとりかかります。離陸へ向かって滑走をは

じめるわけです。

　これまではすべてのことをベッドの上ですませていましたが，まず行動範囲を室内に広げます。少しずつ椅子に坐る時間をのばし，寝ていて弱った足腰を強くするため，立ち上がって窓外の景色を眺めたりするのもよいでしょう。食事はテーブルで摂り，排尿・排便にはトイレを使います。

　なおトイレは洋式が望ましく，楽に排便できるよう，必要なら緩下剤を用いても結構です。通じがなくても，あまり長く強くいきむのは危険ですから，ほどほどにしてください。

　刺激的でなければ，テレビや読書もOKです。食べ物は量と塩分が多すぎなければ，だいたい何でもかまいません。

　近頃は発作からなるべく早い時期に心臓カテーテル検査を行ない，後で話すカテーテルを使って狭窄部や閉塞部を拡げる治療やバイパス手術で被害をなるべく局限するとともに，効率よくリハビリテーションを進めるようになりました。

心臓を慣らす運動療法

　こうしてさらに10日もたてば壊死部の線維化が進み，脚も丈夫になりますから，いよいよ積極的な運動療法をはじめます。心筋梗塞では発作後，ある時期から運動療法をすると，冠動脈のバイパスが増えて，よい結果の期待できることが動物実験で確かめられています。

　ただし人間では，正常な冠動脈を糸でしばって作った犬の心筋梗塞と違い，冠動脈の状態もさまざまで，動物実験の結果を鵜呑みにするわけにはいきません。無理な運動をすれば，それまで乏しい酸素供給のもとに細々と生き残っていた心筋まで死滅して，結果的にはかえって梗塞の範囲を拡げることになります。これを心筋のリモデリング（再構築）といって，心不全や不整脈発作の原因ともなります。安全に，しかも積極的に運動療法をするといっても，実際は口でいうほど簡単ではありませ

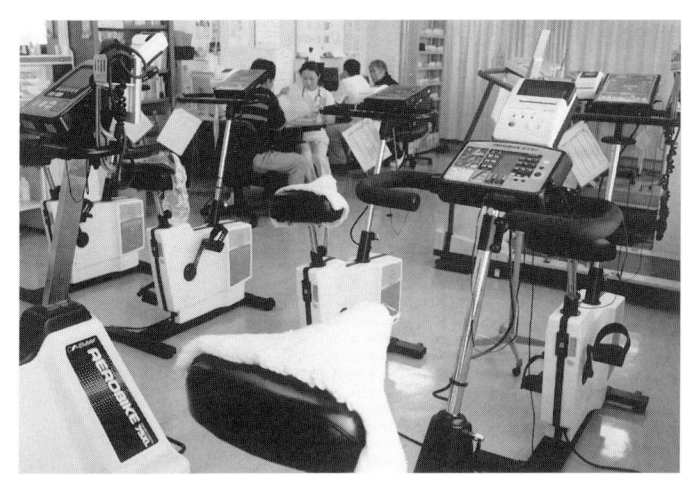

主に心筋梗塞のリハビリテーションに用いられる循環機能検査室。
手前に自転車エルゴメーターが6台，右奥にトレッドミルが3台設置してあり，左奥では検査を終った患者さんが説明を受けておられます。

ん。

　ですから私どもは，いくらかでも危険が予想される場合は，テレメーターで心電図を見ながら運動するようにしています。こうすれば安全限界を超えることがなく安心ですが，手間もかなりかかりますので，誰でもどこでもというわけにはいきません。

　幸い，前にも述べたように，心筋の酸素消費量は脈拍数と比例しますから，脈拍を数えるだけでおよその見当がつけられます。人によってかなりの幅がありますが，毎分90以下なら問題はないでしょう。ただしジギタリスやβ遮断薬など，脈を減らす作用のある薬を使っているときは多少事情が変わります。

　運動療法をはじめると，同じ運動をしていても，次第に脈の増え方が目立たなくなることに気付かれると思います。これは冠動脈にバイパスができたためというよりも，からだ全体が運動に慣れ，全身の酸素消費量が減ったのが大きくひびいてきた結果と考えられます。何事も慣れな

合併症のない急性心筋梗塞の入院中のリハビリテーション・プログラム
（心臓血管研究所）

ステージ	病日 3週間	病日 2週間	リハビリの場所	負荷試験・検査など	リハビリテーション活動 病室内・病棟内動作	リハビリテーション活動 運動療法	看護・ケア・食事 看護・ケア	看護・ケア・食事 食事	娯楽
I	1 2 3	1 2	CCU		臥床・安静 受動座位・自分で食事		全身清拭	水分のみ 普通食 （半分）	テレビ・ラジオ可
II	4〜6	3		ベッド脇に坐って足踏み	坐位自由 歯磨き・セルフケア		立位体重測定 介助洗髪	普通食	新聞・雑誌可
III	5〜7	4		ベッドから下りて室内歩行 （2分）	室内自由 室内便器使用可		検査は車椅子		
IV	6〜8	5〜6		100m歩行負荷	トイレ歩行可		検査は介助歩行		
V	7〜14	7〜8	一般病棟	心肺運動負荷試験 （エルゴメータ）	病棟内自由	エルゴメータ 監視型 運動療法 ATレベル 30分X2/日			ロビーで雑話
VI	15〜16	9〜10		心肺運動負荷試験 （エルゴメータ）	シャワー可				
VII	17〜21	11〜14		慢性期カテーテル検査 負荷心筋シンチなど 心肺運動負荷試験 （エルゴメータ）	入浴可		退院指導 （食事、運動、服薬、生活 復職、発作時の対応など）		

*　高齢者，心不全，不整脈合併者は3週間。その他は2週間のコースで施行
**　全身の酸素供給が不足して，血液中の乳酸が増え出す時の運動強度

いことは疲れるもので，逆にからだが慣れたところで少しずつ運動量を増せば，心臓に危険なほどの負担をかけずに，スムーズに日常生活に復帰できるわけです。

　こうして，入浴しても，二階分ぐらいの階段を上がっても，異常がなければいよいよ退院です，発作から退院までは約3週間と見ておけばよいでしょう。もちろんこれは順調に進んだときの話で，再発の場合や，70歳以上のお年寄り，心不全や狭心症の治り切らない場合にはもっと長びきます。

日常生活と職場への復帰

　入院から退院までを滑走，離陸とすると，退院して家庭の生活に入り，

さらにもとの職業に復帰する過程は，離陸した飛行機が次第に高度を上げていくのに似ています。あまり急に上昇すれば失速のおそれがありますし，飛行中に乱気流に巻き込まれる危険もないわけではありません。

天候や積荷で変わるように，心筋梗塞の社会復帰も，年齢や梗塞の広がり，それに合併症の有無などで，かなりの個人差があります。ですから具体的には主治医とよく相談しなければなりませんが，わたくしどもはだいたい次のようにしています。

まず家に戻って数日は入院の延長と考え，環境にからだを慣らします。この間，変わったことがなければ，家の中のこまごました雑用に手を広げてみます。

ここで少し，運動——といってもスポーツではなく，からだを使うという意味ですが——と心臓，血圧の関係に触れてみましょう。

運動には，歩行やジョギングで代表されるリズミカルでダイナミックな運動——これを動的運動といいます——と重量挙げのように引っ張ったり支えたりする静的運動があります。

動的運動では脈が早くなり，血圧は上昇し，心拍出量も増加します。当然，心筋の酸素需要が高まりますが，虚血性心臓病の場合は酸素供給が制限されているので，限度を越せば狭心症の発作をおこしたり，不整脈が現われたりして危険です。

一方，静的運動では血圧だけが急上昇するのが特徴です。血圧が上れば心臓が血液を拍出する際の負担が増えますから，心臓の機能に余裕のない人では心拍出量が減ります。ただし心筋への酸素供給は血圧上昇がプラスに働きますので，狭心症をおこすことはあまりありません。

要するに動的運動は狭心症気味の人に，静的運動は心不全気味の人にとって要注意ということになります。

といっても実際生活となると，どちらかに割り切れないのが大部分です。たとえば入浴は心臓に動的負荷となりますが，力を入れてからだを洗えば静的負荷が加わることになります。重い荷物を持って歩くのも同

じです。

　このように，ひとくちに日常の生活動作といっても心臓にかかる負担はさまざまですし，一方，心筋梗塞後は虚血とともに心不全のおそれのある人も少なくないので，リハビリテーションを進めるにあたっては細かな点にまで気を配ることが大切です。

　半月ないし1カ月ほどの家庭生活で胸痛や息切れなどの症状がなければ，いよいよ職場復帰です。この場合，まず問題になるのは通勤です。近頃の都会は心臓病の人にはまったく都合悪くできていて，電車に乗るにも道路を横断するにも，階段を昇り降りしなければなりません。ですから勤め始めにはラッシュアワーを避け，なるべく階段の少ないルートを選ぶ必要があります。必然的に勤務時間も半日あるいは遅出早退となりましょう。こうしてとくに症状がなければ次第に勤務時間を延ばし，大半の人は2〜3カ月のうちには正常勤務が可能となります。

　仕事の内容についてですが，現在では万事機械化されて重労働は少なくなったので，通勤が支障なくできればたいていの仕事はこなせるはずです。ただし肉体労働や屋外作業は急には無理ですから，事務的な仕事に変えた方がよいでしょう。

　近頃は比較的若くて心筋梗塞になる男性が多いので，性生活についての悩みも多いようですが，普通に通勤できるくらいになればまずOKです。ただし浮気は興奮の度合が大きいので禁物です。とくにパートナーとの年齢差が20歳以上，自宅以外の場所，飲酒後の3点セットは危険大です。

回復後の注意

うっ血性心不全にご用心

　急性心筋梗塞から回復したあとも，注意しなければならないことが4つあります。心不全，狭心症，不整脈，再発がそれです。

心不全についての一般的な事柄はべつに述べますが，心筋梗塞後の心不全の特徴は，激しい呼吸困難のかたちで突発しやすいことです。つまり梗塞を起こした場所は活動できる心筋が減ってしまうので，すっかり回復したあとでも，心臓全体の機能はそれだけ低下します。ときには心室瘤といって，健常部が収縮すると，梗塞部は圧力に耐え切れず外側に膨れ出し，心臓のポンプとしての働きがさらに悪くなることがあります。あちこちに線維化がおこり，心臓がこわばった状態になって，肺から戻る血液が左室に入りにくくなるのも原因の1つです。

　心臓がこのような状態にあるとき，過労や食塩の摂りすぎなどで心臓の負担が増えると，ちょっとしたきっかけで心臓から出ていく血液と，戻る血液のバランスが崩れ，肺にうっ血を生じ，呼吸困難がおこるのです。ふだんでも混んでいる道路で事故でもあると，たちまち激しい渋滞ができるのと似ています。

　呼吸困難は夜，寝入ってしばらくしておこることが多く，軽い場合は起き上がって心臓に戻る血液を減らせばおさまりますが，のどのあたりで息をするたびにゼーゼーと音がしたり，血の混った痰が大量に出てくるときは心臓喘息や肺水腫の徴候ですから，すぐ医師の治療を受ける必要があります。ただ中等症までなら，速効性の利尿薬を内服することでひどくなるのを抑えられることもありますので，あらかじめこのような薬を常備しておくのも手です。

運動に伴う不整脈は要注意

　心筋梗塞の発作時には，危険な不整脈がしばしばみられることは前に話しました。回復後にはこのような不整脈の頻度はぐっと減りますが，まったく出ないわけではありません。発作から半年，ときには1年以上経った患者さんでも，階段を昇り降りするなどの運動負荷試験をしますと，あたかもタイムマシンにかけたように，発作時とそっくりの心電図変化が現われ，数分でもとに戻るのがみられることがあります。この際，

心室性の期外収縮や，まれですが危険な心室性頻拍が一過性に出現することもあります。ですから運動中あるいは直後に脈が結滞したり，急に脈が弱くなって気分が悪くなるようなことがあったら赤信号と考え，すぐ運動を中止し，その後の運動量を減らさないといけません。

焼棒杭に火がつく——再発

梗塞をおこした場所の心筋は全部が駄目になってしまうことはむしろ少なく，かなりばらつきはありますが，数10％の心筋が細々と生き残っているのが普通です。また梗塞部の周辺，さらにはまったく別の所にも，酸素供給の不十分な心筋が存在するであろうことは，容易に考えられることです。このような半死半生の心筋は，血圧上昇・頻脈・冠動脈硬化の進展などで酸素需給が悪化すれば生き残ることができず，梗塞が広がったり再発したりすることになります。梗塞発作後も狭心症が続く場合は，火事の焼跡がくすぶっているのと同じことですから，運動が多すぎないよう，食塩の摂りすぎやストレスで血圧が上がらぬよう，とくに気をつける必要があります。一般に再発は初回発作から6カ月以内に多く，1年間無事に過ごせればひと安心といったところです。

虚血性心疾患の治療

狭心症や心筋梗塞は予防が第一です。摂生によって少しでも危険因子を減らすことが大切です。また不幸にして発症した場合でも，入院している間は別として，その後の経過は患者さん自身の養生で大きく左右されます。つまり虚血性心疾患が良くなるか否かの鍵は，患者さんや家族の方の手に握られているといってもいいすぎではありません。

とはいってもここ10数年，薬も進歩しましたし，外科的な治療法も確立されました。冠動脈カテーテルを応用した特殊な治療法も定着した観があります。これらはあくまで医師の責任で行うことですが，ここで参考までに概略をご紹介しましょう。

薬の効き方と副作用

　前にも話したように，血圧が上がったり，脈が速くなったり，心臓が大きくなると，心臓の酸素消費量が増加します。また冠動脈がれん縮したり，血栓ができたりすれば，酸素の供給はたいへん妨げられます。したがって虚血性心疾患に使われる薬は，このような出来事を抑える作用を持つのが特徴です。以下，主なものを挙げてみましょう。なおもっともよく用いられるニトログリセリン，ニトロールなどのいわゆるニトロ薬は，狭心症の項に書きましたので，19頁をご覧ください。

　次によく使われるのが β（ベータ）遮断薬です。細かく分ければさらに数種類ありますが，基本的にはいずれも交感神経の作用を末端で一部遮断して，心筋の収縮する勢いや頻脈を抑え，酸素消費を減らす作用を持っています。ですから労作性狭心症向きといえます。心臓の機能を低下させますので，心不全には注意して使う必要がありますし，気管支喘息にもよくありません。ふだん心不全や喘息の症状がなくても，他の誘因と重なったり，勝手に服用量を増やしたりすると，急にこれらの症状が現われることもありますから，医師の指示どおり服用しないと危険です。

　カルシウム拮抗薬は血管平滑筋の収縮に関係するカルシウムの作用を抑え，冠動脈のれん縮を防ぎます。どのタイプの狭心症にも有効ですが，とくに冠動脈れん縮を主な原因とする異型狭心症にはよく効きます。この薬をグレープフルーツジュースで飲むと副作用が強く出ますので，注意してください。

　急に狭心症の症状が現われ，安静にしてもニトロ薬を使っても楽にならない急性冠症候群の原因が，アテローム硬化をおこした冠動脈内でコレステロールを主体としたプラークが破れ，そこに血栓が付着するためだということは前にも話しました。血栓はまず血小板が固まるのがきっかけになりますから，血小板の働きを抑えることで急性冠症候群，ひいては心筋梗塞を予防しようというアイデアが生れます。この目的のため

に主として使われるのがアスピリンです。用量についていろいろ議論がありましたが、日本人では1日80〜100 mgで十分ということになりました。もっと強力に効かせたいときは、パナルジンなど他の抗血小板薬を併用することがあり、さらに新しいタイプの抗血小板薬も登場してきましたが、2002年12月現在、健康保険でまだ認められていないのが残念です。アスピリンは一度血小板に取り付くと離れません。体内の血小板は約1週間で半分入れ換わりますから、手術や抜歯などの予定のある方は1週間前から中止した方が無難です。また胃潰瘍など出血しやすい合併症のある方も注意が必要です。

　虚血性心疾患にはしばしば高血圧・高脂血症・糖尿病・心不全・不整脈などが合併しますので、これらに対しても薬物治療が行われます。近頃は切れ味のよい、よく効く薬が増えて、それだけ勝手に中止した際の反動や増量した際の副作用が強く出ますので、医師の指示をきちんと守ることが大切です。

　なおスタチン系といわれる薬は従来血中コレステロールを下げる目的

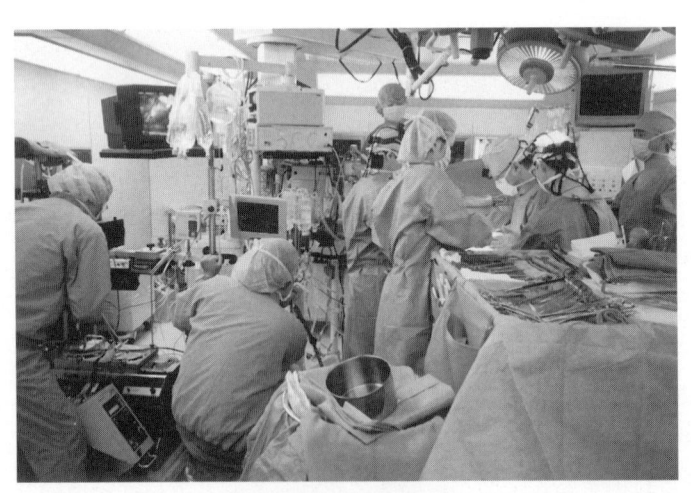

僧帽弁置換術中の手術室。
左下にあるのが人工心肺装置です。

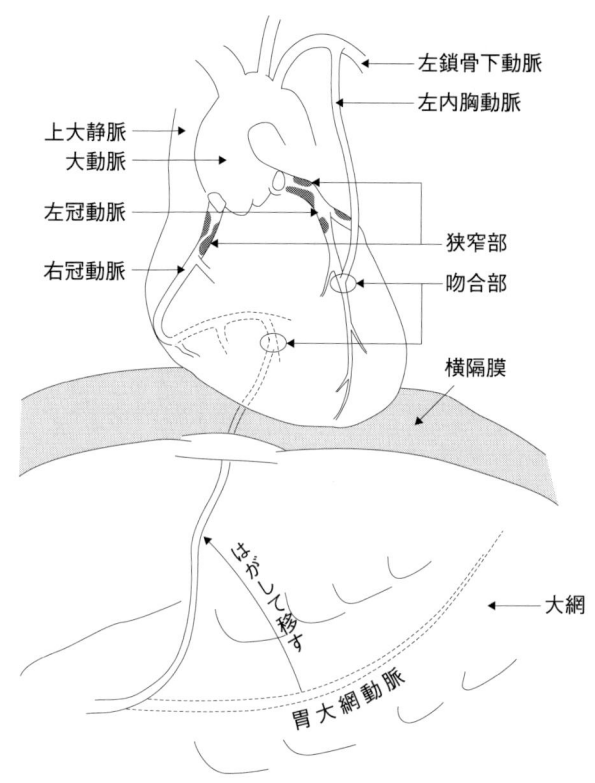

左・右の冠動脈の根元近くに高度の狭窄がある人にそれぞれ左内胸動脈，右胃大網動脈を使ってバイパス術を行った模式図。左回旋枝には橈骨動脈でバイパスされましたが繁雑になるので省略しました。

バイパス術の模式図

で使われてきましたが最近プラークを安定させ，急性冠症候群を予防することが明らかになり，注目されています。

流れをよくするバイパス手術

手術によって心筋への酸素供給を増やす方法は，古くは第二次大戦前から試みられていましたが，50年ほど前，カナダのバインバーグという人は，内胸動脈を心筋に植え込んで，ある程度の成果を収めました。

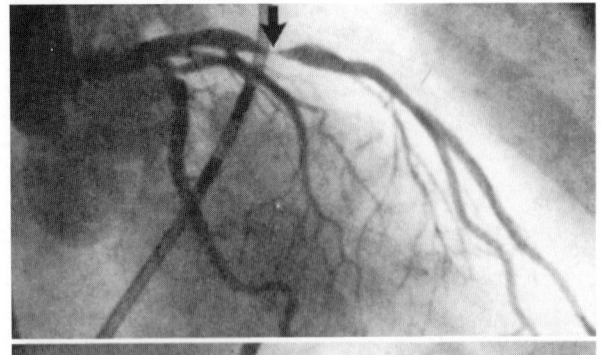

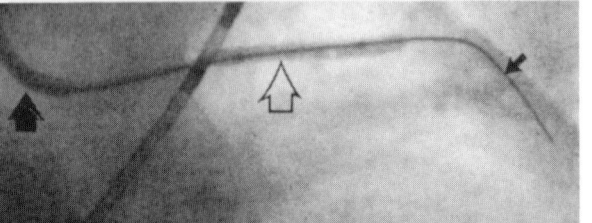

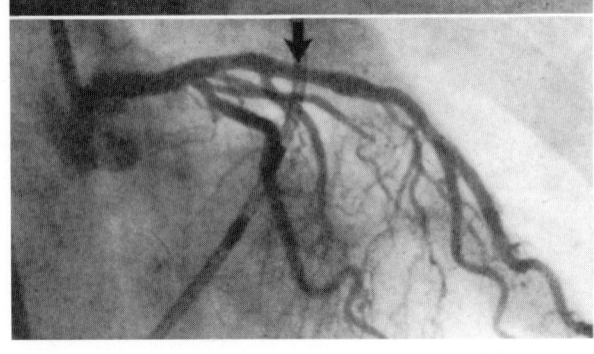

PTCA直前の左冠動脈。⬇のところで前下行枝に95％以上の狭窄がみられます。

PTCA中の写真。⇧はうすめた造影剤でふくらませたバルーンカテーテル，左の太い管（⬆）はバルンカテーテルを狭窄のある冠動脈まで導くガイドカテーテル，右の線（↙）はバルーンカテーテルを誘導するため狭窄部を越えて挿入されたガイドワイヤです。
　このように3つのカテーテルやワイヤを病変部付近に入れなければならないので，その操作には熟練が必要です。

PTCA後，狭窄部は正常な部分と区別がつかないくらい拡張され，成功しました。

PTCAの実例

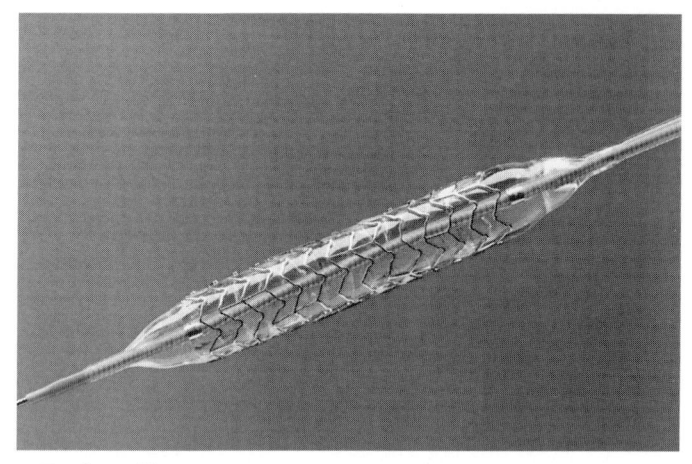

ステントの一例。
バルーンカテーテルの先端部分で，左端にのぞいているのがガイドワイヤーです。膨らましたバルーンの外壁を金属製のステントが網状に覆っているのが見えます。

　しかしこの方法は効果が出るのに若干の日時を要することと，確実性に乏しい欠点があったため，広く行われるに至りませんでした。代わって登場したのが大動脈——冠動脈バイパス術です。
　これは道路拡張の難しい市街地を避けて郊外にバイパスを通すのと同様に，大動脈あるいはその分枝から冠動脈に，狭窄部を飛び越えて別に血管の橋をかける方法です。かつては大腿内側にある大伏在静脈という丈夫な静脈を取り出して使っていましたが，これがまた塞がる率が少なくないので，現在は胸骨の脇を通る内胸動脈，胃の上部にある胃大網動脈さらには前腕の橈骨動脈など極力動脈でバイパスを作るのが主流です。
　従来は心臓の拍動を止め，その間は人工心肺で全身の循環を維持してバイパスを繋ぐのが普通でしたがここ2〜3年拍動下にバイパスを作ることが可能になりました。わが国では1996年は1,000例に満たなかったのが，5年後の2001年は5,000例を越えました。全バイパス術の35

％です。現在ではおそらく50％以上になっていると考えられます。これは拍動を部分的に止める装置が進歩したためですが，部位によっては使えないこともあります。

　手術の危険はと申しますと，全国的には手術で亡くなる方が2〜3％，そのほかバイパスが塞るとか，術中術後に心筋梗塞などの合併症を起こすこともあって，うまくいくのは大体90％足らずといったところです。手術の容易なケースが次に出てくるカテーテル治療に廻わり，高齢者や心臓機能の悪い方，狭窄がなん個所もあるといった難しい患者さんを手術することが多くなって，この数字は技術の進歩にもかかわらず，あまり変っていないようです。なお当院では2002年8月以降，バイパス手術だけのケースは，100％が拍動下に行なわれており，全例順調に快復されております。

手術をせずに狭窄を拡げる方法

　1975年，スイスのグリュンツィヒという人が，胸部を切開しないで狭窄部を拡げる手品のような技術を開発しました。これは四肢，主に大腿部の動脈から冠動脈に直径2 mmぐらい，長さ20 mmぐらいの細長い風船のついたカテーテルを挿入し，10気圧くらいの圧力をかけて狭窄部を押し拡げる方法です。皮膚から血管を通して施行するので，経皮的経管的冠動脈成形術—PTCA—といいます。まさにコロンブスの卵といったところです。

　PTCAの苗はさまざまな批判の嵐に耐えて成長し，20年余りで確固たる地位を薬物療法と手術の間に築き上げました。すでに米国では年間30万人に行なわれ，わが国でも2001年の1年間に13万人を越える勢いです。

　現在はバルーンで拡げた個所にステントという細長いかご状の金属枠を挿入して血流を確保することが多くなりました。また特殊なカッターでアテロームを削り取り，これを回収して内腔を拡げるDCAという方

法や，ロタブレーターといってダイアモンドの微粒子を植え付けたどんぐり形の小球をワイヤーの先端に付け，毎分20万の高速回転でカルシウムの沈着した固い狭窄部を通す方法も，必要に応じて用いられます。心筋梗塞の発症から2～3日以内ですとまだ血栓が軟かいので，カテーテルを通してこれを吸引することも行なわれるようになりました。目方にして20～30 mgのびっくりするぐらい大きな血栓がずるずると出て来ることもあります。なおこの際は血栓が末梢に流れ出さないよう，バルーンで一時的に下流を塞ぎます。

これらの方法をまとめてPCIといいます。IはIntervention 英語のの頭文字を取ったもので，辞書を引くと介入とか調停とかの訳が出てきますが，どうもしっくりきません。実際的には経皮的冠動脈治療のことです。

PCIの問題点のひとつとして，術後3～6カ月後に約30％の人に再狭窄が起こることです。これを防ぐ方法はいろいろ試みられていますが残念ながらいまだ決定版といえるものはないようです。ただしステントに特殊なコーティングをするなど，徐々に成果が現われて来ています。

なお以前は冠動脈から血栓溶解薬を流して血栓を溶かすPTCRという方法も行なわれましたが，現在は手っ取り早い血栓吸引に置き換った感じです。ただしPCIが可能な病院への搬送に時間がかかりそうな時は，あらかじめ血栓溶解薬を静注して，いくらかでもダメージを軽くすることは状況により行なわれます。

そのほか，心筋梗塞後の心室瘤を切除して心臓の機能を改善する手術や，心室中隔の穿孔をふさぐ手術などもありますが，数が多くないので省略します。

虚血を軽くする新しい試み

バイパス手術もカテーテルによる治療も難しいケースにどう立ち向うか，この壁を打ち破る努力が続けられています。

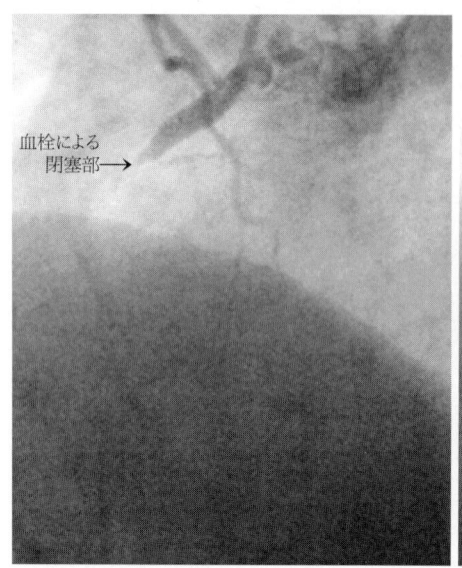

Ⓐ急性心筋梗塞の患者さんです。右冠動脈が入口の近くで完全に閉塞しています。

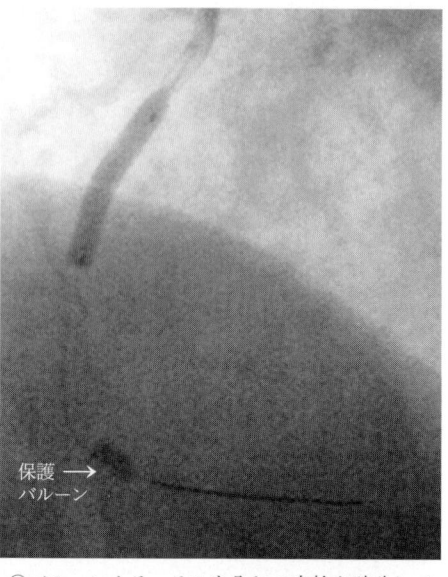

Ⓑバルーンカテーテルを入れて血栓を破砕しているところです。左下に見える長円形の黒い影は血栓が末梢に流れ込まないよう膨らました保護バルーンです。

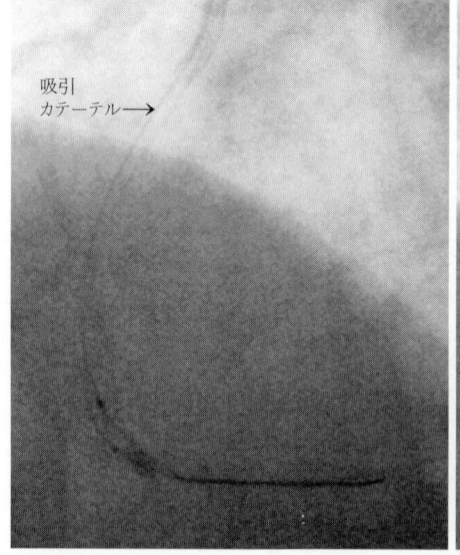

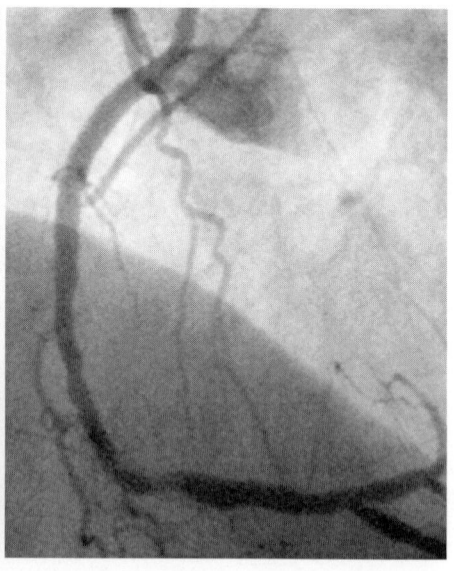

Ⓒ吸引カテーテルを入れ，血栓を吸引したところです。

Ⓓ終了時の右冠動脈です。閉塞した個所はきれいに開通しました。

吸引カテーテルによる血栓除去の実例

そのひとつが経心筋レーザー血行再建法（TMLR）では，左心室の内側からレーザーを使って心筋に穴を開け直接心筋に動脈血を流し込む方法です。レーザー穴がちゃんとした血管に育つのか，知覚神経を焼くことで痛みだけが軽くなるのか，議論があるところです。

もうひとつは血管を再生する遺伝子を送り込んで血流を取り戻す方法です。すでに四肢の血行障害に試験的に用いられていますが，心筋に対してはこれからです。

かつては海のものとも山のものとも判らなかったPTCAが立派に育ったようにこれらの新技術が治療の困難な患者さんの将来の福音になることを祈っています。

食事が作る狭心症・心筋梗塞の土台

"子供を不良化させる教育法"とか，"ご主人を早死させる食事"とか，逆説的な標題の本がいまの世ではうけるようです。まともなお説教より，この方が効き目があるからでしょう。この手をまねして，こんな見出しをつけてみました。もちろん話の裏を読み取ってください。

冠動脈危険因子として列挙されている項目の7〜8割は食物と関係があります。高血圧症・高脂血症・糖尿病・痛風・肥満，みんなそうです。ではどんな食事をしたらこのような病気になるのでしょうか。

塩気の利きすぎた日本人

まず食塩や人工調味料をたっぷり使った料理を食べることです。食塩や人工調味料に含まれているナトリウムが，高血圧の発現に深い関係のあることは，ほとんど疑う余地がありません。毎日30g以上の食塩を摂り，そのうえ仕事が忙しくてストレスが多く，またご両親のどちらか一方だけでも高血圧があれば，あなたは多分りっぱな高血圧患者になれるでしょう。

哺乳類は海から上がって陸の生活を始めるとき，陸上では貴重なナト

リウムを体内から失わないため、いろいろのしくみを身につけました。人類も例外ではなく、汗をたくさん流すような肉体労働でもしない限り、1日5gの食塩があればやっていけるはずです。アフリカ奥地のバンツー族や、ニューギニア高地人は1日3gくらいの食塩で健康を保っているそうです。それにくらべ日本人はまわりを海に囲まれているためかもしれませんが、あり余る食塩を摂っています。

　もしあなたが高血圧からくるいろいろな病気、脳卒中や虚血性心疾患、心不全に腎不全と縁を切りたいのなら、1日の食塩を10g以下に抑えるべきです。薄味になれれば、塩からいものはだんだん口に合わなくなるはずです。

　なお外食をするとどうしても食塩の摂取が増えます。とくに丼物は要注意です。また中国料理は値段の割りにボリュームがあり、私も大好物なのですが、なかには味をよくするためかなりの人工調味料を使っているものがあり、塩からくないからといって必ずしも安心できません。このことについてはあとで"心不全の話"のところでも触れるつもりです。

おいしいものを腹一杯食べると

　統計的には、血液中のコレステロールの値が220 mg——血液100 mlについて——以上になると虚血性心疾患にかかる人が増えだし、250 mgを超すと一段と高率になります。コレステロールほどではありませんが、中性脂肪にも同じような傾向がみられ、とくに善玉コレステロールが低くて中性脂肪の多い人は要注意です。

　コレステロールは卵に多く含まれています。卵といっても鶏卵だけではありません。うずらの卵でも、たらこ・すじこ・かずのこといった魚卵類でも同じです。ですから卵の類をたくさん食べれば、血液中のコレステロールは増えてくるでしょう。ただし魚卵には不飽和脂肪酸も多く含まれているメリットがあります。

　もう一つ忘れてならないのは、コレステロールの60〜70％は体内で

ごはんやパンなどの糖質や脂肪類からも作られることです。コレステロール含有量の表をみて注意しても，摂取するエネルギーが多すぎれば，コレステロールは予期に反してなかなか減りません。

一方，中性脂肪は何を食べると増えるのでしょうか。それは糖質とくに砂糖とアルコールです。お芋やお汁粉の好きな女性が太目になり勝ちなのはとうにご存知でしょうが，酒が油に化けるのは初耳という方は少なくないと思います。

油脂類の摂取にも気を配ることが大切です。油脂の主体は脂肪酸ですが，これに飽和脂肪酸と不飽和脂肪酸の2つのタイプがあります。

飽和脂肪酸は牛や豚などの獣肉の脂肪，牛乳などのいわゆる動物性脂肪に多く含まれています。いちがいに云えませんが，ほっておくと固まるのは飽和脂肪酸の多い油脂とみて大過ありません。一方，リノール酸で代表される不飽和脂肪酸は大豆，ごま，米ぬかなど植物からとる油に多く，魚の油も不飽和脂肪酸が優勢です。

飽和脂肪酸を多く摂ると血液中のコレステロール，なかでも悪玉であるLDLコレステロールが増加します。また食物中の不飽和脂肪酸と飽和脂肪酸の比率が1対2くらいの欧米人には，他の民族より心筋梗塞が多くみられます。ただし不飽和脂肪酸であるオリーブ油を沢山使うギリシャやイタリアなどの地中海沿岸の国々ではそうでもありません。

これらの事実から，虚血性心疾患を予防するためには飽和脂肪酸の少ない油脂を摂ること，そして不飽和脂肪酸と飽和脂肪酸の比率が2対1ぐらいになるのが望まれます。

魚食民族の日本人はこの比率が1.2以上でしたが，近頃魚離れが進んでだんだんと欧米並みになる傾向がみられます。さばやいわしなどの油には動脈硬化や血栓を防ぐ脂肪酸であるエイコサペンタエン酸（EPA）やドコサヘキサエン酸（DHA）も多く含まれていますから，ここで魚離れにブレーキをかける必要がありましょう。

要するに，あなたが虚血性心疾患にかかりたくなかったら，コレステ

ロールの多い卵や飽和脂肪酸の多い牛豚肉，バターを減らし，蛋白質源としては魚を活用すべきです。具体的には昨日，牛肉を食べたら今日は魚，そして明日は鶏といった具合にすると自然とバランスがとれます。農水省の喜びそうな話ですが，朝食を和食にするとやりくりが楽になります。さらに腹八分目にして，余計なエネルギーをとり込まないことが大切です。上等なケーキなどはもっとも目の仇にしなければなりません。砂糖も1日30g以下にしたいところです。砂糖は調味料としても使いますから，自由にできるのは紅茶・コーヒー1杯分ぐらいになる計算です。

　アルコール類は少量ならかまいませんが，日本酒として1日2合，360 ml 以上では中性脂肪が増える可能性があります。晩酌2本以上の方は，ごはんを軽く1杯くらいに減らし，血液中の中性脂肪をときどきチェックしてみなければいけません。

　なお食品中の食塩やコレステロールの含有量，実際の献立例については，「心臓病 防ぐ食事・治す食事」として別にまとめたのでご参照ください。

第二話　先天性心疾患と弁膜症

　ここでは，心臓を構成する4つの部屋の隔壁に欠損があったり，逆流を防いで血液を一方通行させるための弁膜が変形したりして，ポンプとしての能率が悪くなった場合を取り上げます。車のエンジンにたとえると，狭心症や心筋梗塞が燃料パイプや気化器の故障なら，これから話す心臓病はピストンにガタがきたり，シリンダーに穴があいた場合に当たりましょう。

心臓の構造と循環のしくみ

左心系と右心系

　はじめに正常な心臓はどんな構造を持ち，いかなるしくみで血液を循環させているかを説明しましょう。

　心臓には左心房と左心室，右心房と右心室の4部屋があり，それぞれの出口に弁を持っています。心房はドイツ語でフォールホーフ，すなわち前庭の意味で，ポンプの本体である心室に入る血液を，一時留めておく待合室の役目をします。

　左心房と左心室――以下単に左房，左室と呼びます――は，肺で炭酸ガスを放出し，酸素を取り入れた真っ赤な動脈血を全身に送り出す，いわば上水道の送水所で，まとめて左心系ということがあります。反対に，右房と右室は全身に酸素を与え，代わりに炭酸ガスを受取った静脈血を肺に送る，いわば下水処理場のポンプ室といったところで，右心系と呼ばれます。ただし水道では水は使い捨てですが，人間をはじめ，ある程度以上進化した動物では，同じ血液を繰り返し使い，外部への出口を持っていません。機械でいえばビルの冷暖房用の水や電気冷蔵庫のフロンガスと同じく，閉鎖循環系をなしています。

循環のしくみ

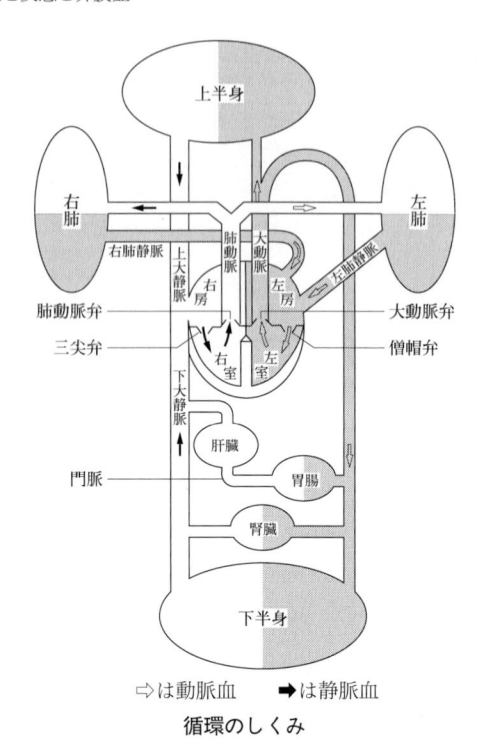

⇨は動脈血　➡は静脈血

　それでは図を参考に上流の方から、血流にしたがってご説明しましょう。

左房と僧帽弁
　肺で動脈血になった血液は、左右各2本の肺静脈を通って左房に入ります。左房は心臓の後上の部分を占め、およそ鶏卵大で、底の部分に指が4本通るぐらいの僧帽弁口が開いています。
　弁口には前尖・後尖と呼ばれる2枚の弁膜があって、左室の筋肉が緩む拡張期に開いて血液を通しますが、収縮期にはぴたりと閉じて左房への逆流を防ぎます。弁膜の縁にはパラシュートのひものように、腱索という糸状のものが何本もついていて、まとまって左室内の前・後の乳頭

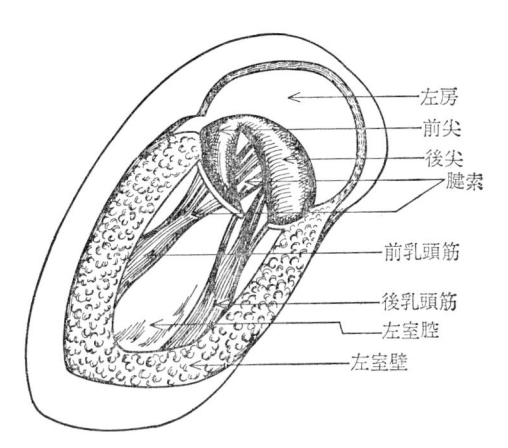

僧帽弁の構造

左房・左室の左側面を切り取って，僧帽弁，腱索，乳頭筋がわかるようにしたところ。僧帽弁は半開きの状態にある。

筋となります。左室が収縮するとき乳頭筋も一緒に収縮して，弁膜が左房側にめくれ返るのを防ぐ仕掛けです。

　心房にも弱いながら収縮力があり，心室が血液を拍出し終ると，すかさず次に拍出される血液を送り込んで，心室が空打ちしないようにします。心房細動といって，心房の筋肉がばらばらにぴくぴく動くだけでまとまった収縮をしなくなると，心室のポンプ機能は10％前後低下するとされています。

左室の構造と機能

　左室は心臓の左後下側にあり，まくわ瓜あるいは茄子の上部を切り取ったような形をしています。輪状およびらせん状に走る3層の筋肉からできていて，拡張期で厚さ10 mm足らず，内腔の容積は100 mlあまりあります。この分厚い筋肉が収縮すると，血液は勢いよく大動脈へと拍出されますが，この際，動脈の壁にかかる圧力のピークが最大血圧というわけです。なお最小血圧は拍出が終り，血液が末梢に流れ去って，

動脈壁にかかる圧力が底を打ったときの値，すなわち次の拍出が始まる直前の血圧のことです。

　左室は収縮すると内腔が 30 ml ぐらいになります。したがって 1 回の収縮で拍出される血液——これを一回拍出量といいます——は 70 ml ぐらいです。仮に脈拍数を 70 としますと，1 分間に 4.9 l の血液が全身を循環する勘定となります。これを分時拍出量，あるいは単に心拍出量といいます。エンジンにたとえると，一回拍出量は排気量，脈拍数は回転数といったところでしょうか。ふだん運動をしない人の心臓は小ぶりで，一回拍出量も少な目です。このような人が急に激しい運動をすると，脈拍数を増やして心拍出量を増加させます。軽自動車で高速道路を走るようなものです。逆に運動で鍛えた人は，走ってもあまり脈拍数は変わらないでしょう。

　血圧と心拍出量は心臓のポンプとしての機能を表わす大切な値ですが，心臓の機能はそのほか，心筋の持つ固有の性質や心臓を支配する自律神経の作用などでもさまざまに変わります。これらの点については別に話す予定です。

大動脈弁と大動脈

　左室の天井には出入口が並んでいます。左後寄りにある僧帽弁口，右前寄りの大動脈弁口です。要するに左室の中で，血液は U 字型に流れます。

　大動脈弁口にはポケット状の弁膜が 3 枚あります。僧帽弁のそれの半分以下の大きさで，しっかりできており，腱索はありません。弁膜のつけ根のすぐ上には，バルサルバ洞という大動脈のふくらみが同じく 3 カ所あり，うち 2 つからは左右の冠動脈が出ています。

　心臓から上に向かって出た大動脈は，頭や腕に行く枝を出しながら，ステッキの柄のようにカーブを作って下行し，脊柱の左側から前に回って，胃腸や腎臓への枝を出したあと，腰骨の高さあたりでふたまたに分

かれ下肢へ行く動脈になります。

　大動脈から出た動脈は次第に小動脈に分かれ，さらに毛細血管となって組織に酸素その他の栄養物を与え，炭酸ガスや老廃物を受取って静脈となり，上下2本の大静脈にまとまって右房に戻ります。これを体循環または大循環と呼びます。ちなみに右室から拍出されて肺動脈となり，ガス交換をした後，肺静脈となって左房に入る流れを肺循環または小循環といいます。

右房と右室

　右房は心臓の右側を占め，天井には頭や腕からの血液を集めた上大静脈が，床には下半身からの還流血を入れた下大静脈が開口しています。右房の左後には左房があって，心房中隔という薄い壁で仕切られ，また同じく後寄りには，左房と左室の境を流れる冠静脈が開いています。これを冠静脈洞ということは前に話しました。

　右房に戻った血液は，腱索を持つ3枚の薄い弁膜からできている三尖弁を通って，右室に流入します。右室は円筒状で肉厚の左室と違い，壁厚は2～3 mmと薄く，不規則な形で左室を半ば包むように，心臓の前よりに位置しています。

　右室と左室との間には心室中隔があります。上部の，心室出口に近い一部が膜状のほかは，大半が10 mmぐらいの厚い筋肉でできていて，実質的には左室壁の一部にほかなりません。

　右室の構造は大量の血液をプールし，これを抵抗が体循環の1/5そこそこの肺循環系に送り込むのに適しているといえます。しかしこのことは，何かの原因で血液が肺を通りにくくなった場合，たちまちパワー不足を露呈する理由でもあります。

　右室も左室と同様，上に向かって開き，肺動脈との間には，大動脈弁と似た3つの弁膜から成る肺動脈弁があります。ただし肺動脈にはバルサルバ洞はなく，すぐ左右に分かれて両側の肺に入り，肺毛細血管とな

って肺胞の間に細かく分布し，再び集まって肺静脈となり，血液が体内を一巡したことになります。

先天性心疾患

　胎児の心臓は，はじめは1本の管状をしていますが，ねじれたり，たてに仕切られたりして，妊娠3ヵ月で大体の形ができ，出産までにほぼ完成，空気を呼吸することでできあがります。この過程がどこかで障害されると奇型となり，その時期が早いほど高度となります。これが先天性心疾患です。なお本書の読者は大体中・高年の方でしょうから，個々の奇型については簡単に触れるだけにします。

先天性心疾患の原因と頻度

　先天性心疾患の原因はいろいろ考えられていますが，現在のところ不明としかいえないケースが大部分です。兄弟にみられることもありますが，すぐ遺伝と決めるわけにはいきません。ただし目に見える奇型はないが心電図に特殊な変化があり，大部分が20歳以前に死亡する珍しい心臓病で，はっきりした遺伝関係の証明されているものもあります。

　妊娠初期に風疹というウイルスでおこる軽いはしかのような病気にかかると，先天性心疾患の子供が生まれやすく，先年，沖縄で風疹が流行した際にも，不幸にしてこの事実が再認識される結果となりました。この教訓を生かして，現在では妊娠の可能性のある女性にはワクチンによる予防が励行されています。しかし風疹以外にも疑いの持たれる感染症があり，また実験的には放射線や薬物で心臓の奇型を作ることができますから，妊娠初期にはタバコやアルコールはもちろん，保健薬のようなものでも医師と相談してから使う方がよいでしょう。

　先天性心疾患にかかる割合は統計によってかなりばらついていますが，生まれたばかりの時点では1,000人につき5人ぐらいでしょう。ところが小学校に入るころには2〜3人に減っています。というのは奇型の重

い子供はそれまでに亡くなってしまうからです。

　一方，70歳を過ぎた老人に心臓奇型が見つかることもあり，同じ先天性心疾患といっても，種類によって症状も経過もさまざまです。

　次に代表的な先天性心疾患をいくつか取り上げてみましょう。

心房中隔欠損症

　左右の心房を仕切っている心房中隔に孔がある病気で，欠損の大きさはごく小さいこともありますが，何らかの症状を呈してくるのは一円玉より大きいのが普通です。

　心房中隔に欠損があると，左房の方が内圧が高いので，肺から左房に戻ってきた動脈血の50％以上，ときには80％にも及ぶ量が再び肺循環に加わることになります。その結果，肺の血管は次第に傷み，肺動脈の圧力も正常の2倍，約50 mm水銀柱ぐらいまで上昇して，息切れや風邪を引きやすいなどの症状が現われます。一方，体循環の方は血流がおのずと制限されますから，だるく疲れやすくなります。

　さらに進むと，大量の血液が正常より高い圧力で肺に送らなければならない右室がオーバーワークとなり，心不全をおこして肝臓が腫大したり，足がむくんだりするようになります。このようなときには，心房細動という不整脈がしばしば合併して，悪化に拍車をかけます。ここまで進めば右房の内圧も上昇して反対に右房から左房へ血液が流れるようになって，チアノーゼがでてきます。

　このような症状は20歳頃からぽつぽつ現われはじめ，40歳代では半数以上の人が何らかの症状を訴えるようになります。そうして50歳を過ぎると，大半の患者さんは普通の生活が難しくなります。

　治療は手術で欠損孔を縫合閉鎖するのが原則です。ただし短絡の少ない場合はその必要はありません。手術の時期は乳児期は別として早い方がよく，ことに女性では妊娠・出産をきっかけに悪くなることが少なくないので，その前に治しておいた方がよいでしょう。60歳以後でも手

```
          肺
   ┌──────────┐
   右房 │ 左房
   ─────┼─────  ← 欠損孔
   右室 │ 左室
   肺動脈  大動脈
          全身
```

----▶ 静脈血
───▶ 動脈血

心房中隔欠損症の血液の流れ方

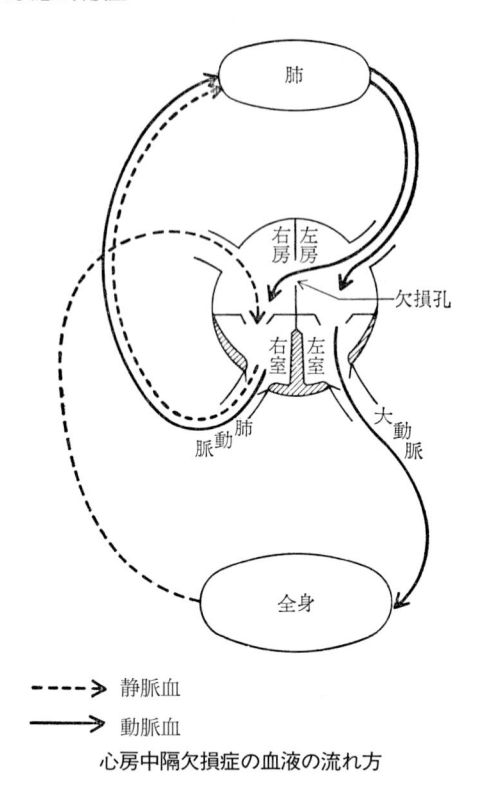

術することがありますが，心不全や動脈硬化，肺機能低下などが合併することが多く，多少とも合併症の危険が増えるのを覚悟しなければなりません。

心室中隔欠損症

　この奇型は先天性心疾患のなかでもっとも多く，また他の奇型を合併することも少なくありません。

　欠損孔の大きさは小は2〜3mmから，大は10mm以上，欠損孔も1個とは限りません。

　心室中隔欠損症の症状，経過は欠損の大きさでさまざまです。

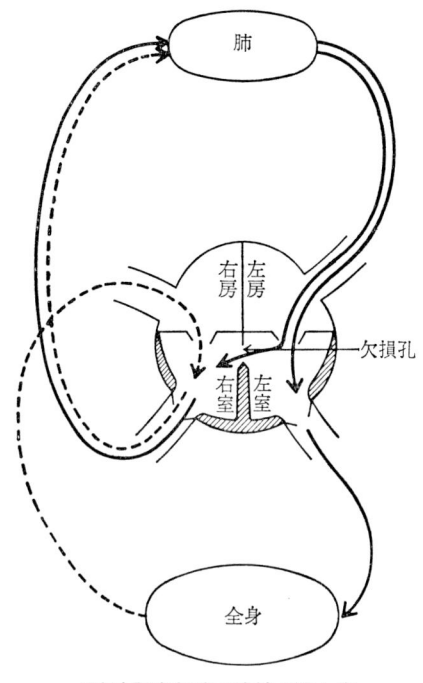

心室中隔欠損症の血液の流れ方

　まず欠損のきわめて大きい場合は呼吸困難，発汗，発育不良，呼吸器の感染症などの症状を示し，手術も難しく，大部分は乳児期に死亡します。

　左室に流入する血液の 50〜60％ が短絡する中等症は，乳幼児期に死亡することはあまりありませんが，心房中隔欠損症と同様，次第に肺動脈圧が上昇し，類似の症状を呈するようになります。ただし心房細動はまれです。

　一部の患者さんは肺高血圧がどんどん進み，右室圧の方が左室圧より高くなって，血液が右室から左室に流れるようになり，チアノーゼが現われます。これをアイゼンメンゲル症候群といいます。ある程度以上の短絡のある心室中隔欠損は，手術で治すのが普通ですが，こうなると も

う手術はできません。

　心室の出口に近い膜性部の欠損では，すぐ上にある大動脈弁が巻き込まれて，大動脈弁閉鎖不全をおこすことがあります。頻度は10％くらいですが，これが合併すると不整脈や心不全などで急に病状が悪化しますから，早目に手術する必要があります。

　欠損が2〜3mmくらいと小さく，短絡の割合も30％以下に止まる場合は，雑音こそ派手に聞こえますが，心臓の負担は大したこともないので，そのまま様子をみます。ただし噴き出す血液のジェットで右室の内膜がざらざらになり，ここに細菌が附着して増殖し，感染性心内膜炎という病気をおこすことがあります。全身に細菌がばら播かれ，放置するとまず助からない恐ろしい病気です。感染性心内膜炎は他の先天性心疾患や弁膜症にも併発しますが，心室中隔欠損症では5人に1人の割合で合併するとされていますから，軽いといって油断は禁物です。

　心房中隔欠損症は50歳過ぎた患者さんが少なくありませんが，心室中隔欠損症では年長になるにつれて目立って減ってきます。その理由の1つは，心室中隔欠損症の方が乳幼児期の死亡率がはるかに高いからですが，自然に欠損孔がふさがるケースが珍しくないのも一因です。自然閉鎖は5〜6歳まで20〜30％に達するといわれ，その後でもぽつぽつみられます。

　以上からおわかりのように，心室中隔欠損症の特徴はバラエティーに富むことです。さしあたり手術の必要はないと診断された場合でも，定期的なチェックは忘れずに受けることが大切です。

動脈管開存症

　胎児は肺で呼吸しないので，右房に戻ってきた血液の大半は，心房中隔にある卵円孔——二次孔心房中隔欠損の大半はここにできます——と，動脈管を通って，直接左心系にバイパスされます。動脈管は肺動脈が左右に分かれるあたりと，大動脈のステッキの柄のようになった部分を結

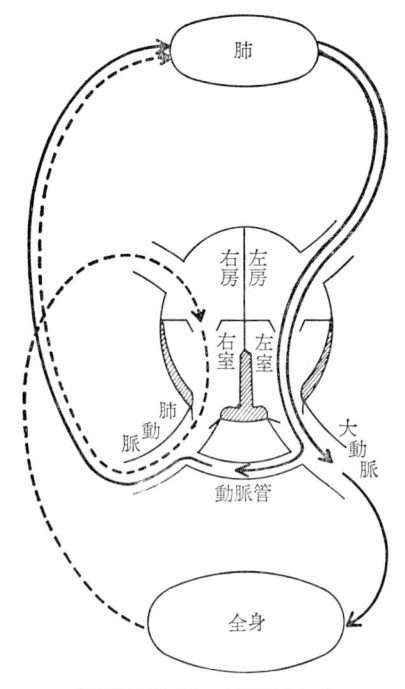

動脈管開存症の血液の流れ方

ぶごく短い血管で，産ぶ声とともに肺呼吸が始まると，次第に血液が流れなくなり，ふさがってしまいます。これがふさがらないで残ったのが動脈管開存症です。

　そうなると，大動脈の圧力は肺動脈の4〜5倍もありますから，血液は胎内にいたときと逆に大動脈から肺動脈へと流れるようになります。心房中隔欠損症や心室中隔欠損症と同じ左から右への短絡で，息が切れやすい，疲れやすい，風邪を引きやすいといった類似の症状がみられ，重症ではやはりアイゼンメンゲル症候群を起こしてきます。なおこのときのチアノーゼは下半身に強く現われるのが特徴です。

　そのほか，血液は拡張期にも肺へ流れるので，大動脈の最小血圧が低下し，主に拡張期に行われる冠循環がうまくいかず，狭心症を起こすこ

とがあり，また感染性心内膜炎——厳密には血管内膜炎——を併発することも少なくありません。自然に動脈管が閉塞することもときにみられます。

治療は手術で動脈管を切り離します。近頃はカテーテルで閉塞することも可能になりました。高齢になると動脈管や大動脈が硬化し，また心筋虚血による障害も加わりますので，早い方がベターです。

ファロ四徴症

肺動脈狭窄に心室中隔欠損が合併し，大動脈が右側に寄って欠損部をまたぐように位置するという複雑な奇型で，先天性心疾患のうちチアノーゼを主な症状とするグループの代表といったところです。

肺動脈狭窄は，右室の出口から肺動脈弁にかけて全体がトンネル状に狭くなるタイプが多く，肺へ行く血液は大きく制限されます。一方，心室中隔に欠損があり，しかも大動脈が一部右室にかかって出ますから，本来なら肺へ行くべき血液の数10％は大動脈から全身に拍出されます。すなわち右—左短絡です。

右室は強い抵抗を押しのけて血液を肺と大動脈に送り出さねばならず，量的にも左室の仕事を一部肩代わりすることになり，結果として著明な右室肥大がおこります。反面，左室は肺から戻る血液が少ないので，小じんまりと右室の裏側におさまってしまいます。X線でみる心臓の型が，「木靴型」という特有の型をしているのはこのためです。

ファロ四徴の症状や経過は，今までの左—右短絡の場合とかなり違います。左—右短絡は，水道管が破裂して下水に流れ込み，水の出の悪くなる一方で洪水の心配もあるといった状況に相当しますが，右—左短絡は飲み水に下水の水が混入したようなものですから，それだけに全身への影響が大きいのです。

まず生れたときからチアノーゼがみられ，激しく泣いたりしたときなど，失神，けいれん発作をおこすことがあります。これを低酸素発作と

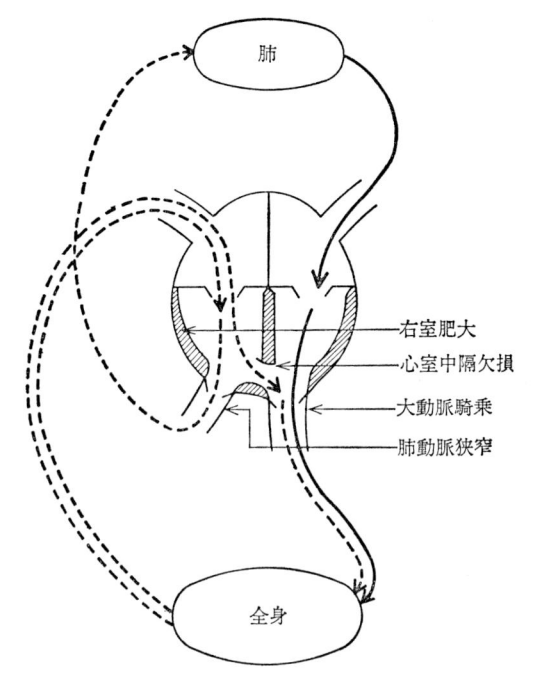

図中ラベル:
- 肺
- 右室肥大
- 心室中隔欠損
- 大動脈騎乗
- 肺動脈狭窄
- 全身

ファロ四徴症の血液の流れ方

呼んでいます。歩けるようになると，少し動いただけでひざを抱えてしゃがみ込む"しゃがみ込み姿勢"をとるようになり，年長児では指先が青蛙の指のように太くなる"太鼓ばち指"がしばしばみられます。

そのほか肺血流量が少ないためか，肺結核などにかかりやすく，静脈血がそのまま大動脈に流れ込むので，脳などに細菌や異物が入って膿瘍を作ることもあります。また動脈血の酸素不足が刺激になって赤血球が増えすぎ，血液が粘っこくなる結果，20歳をすぎると高血圧をおこしてくる人も少なくありません。

あれやこれやで，30歳以後まで生きのびる人は肺動脈狭窄が軽く，心室中隔欠損のあまり大きくない人に限られます。ですから早目に手術する以外，決め手はありません。

手術は肺動脈狭窄をできるだけ取り除き，心室中隔欠損をふさぐ"根治手術"が主流です。

その他の先天性心疾患

先天性心疾患には以上のほか，いろいろな種類のものがあります。右室から大動脈，左室から肺動脈が出る大血管転置症は重い奇型で，普通数ヵ月の寿命しかありません。それも心房あるいは心室中隔に欠損があってのことです。

上半身は高血圧だが，下半身の血圧は低いという変わった症状を呈する病気もあります。大動脈が部分的に細くなる大動脈縮窄症というのがそれで，大動脈のどのあたりで細くなるかによって，いくつかのタイプに分けられます。

正常ならば左側にある心臓が，右側に鎮座してしまったのが右胸心です。胃や肝臓なども一緒に，内臓全部が鏡の像のように入れ換っている場合は，心臓自体には異常のないのが普通です。しかし心臓だけが右にある場合は高率に心臓自体の奇型を合併していますから安心できません。なお肺の病気や手術の結果，心臓が右へ引っ越した場合はもちろん先天性ではありません。

直背症候群と漏斗胸

これらは胸郭を形成する骨の変形で，心疾患ではありませんが，無関係ではないのでここで説明しておきます。

正常の胸郭は，いくらかうしろに弯曲した胸椎，胸の前面中央にある平らな胸骨，それにこれらを結ぶ肋骨からできています。胸郭は心臓や肺の保護に欠かせないものですが，これが変形すると，中にある心臓の形や機能に影響するのです。胸椎の丸味がなくなる直背症候群や，胸骨が陥没する漏斗胸がそれです。心臓がゴムまりを押したように平たくなり，X線で心肥大といわれたり，心房中隔欠損症と間違えられたりするくらいで普通実害はありませんが，高度の漏斗胸では心臓の機能にも

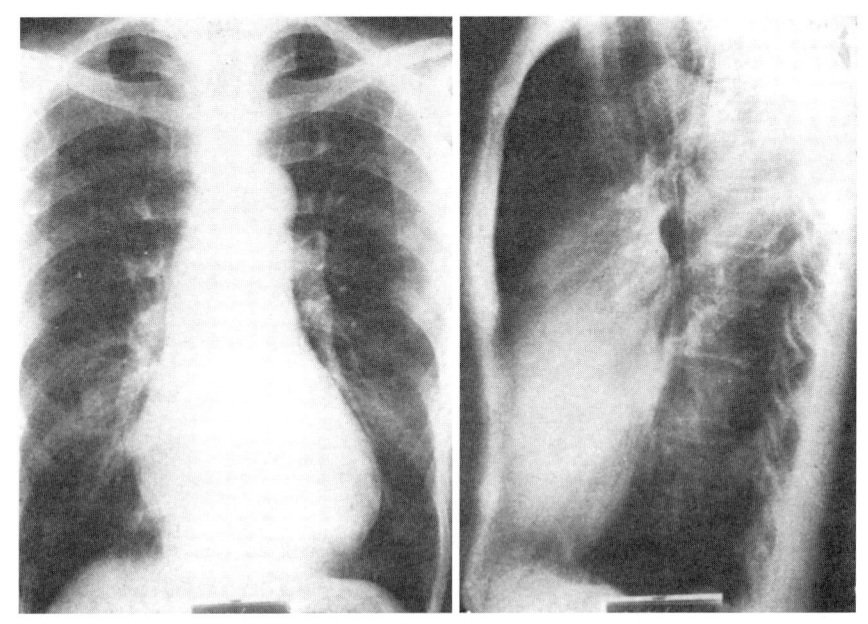

正面からみた心臓はかなり大きくなっているようですが，横からX線写真をとると，心臓はへこんだ胸骨と，丸味のなくなった脊椎にはさまれて扁平になっているのがわかります。

悪影響を及ぼすので，手術で治す必要もあります。

　漏斗胸にはたまに"マルファン症候群"という全身性の病気からくるものもあり，弁膜症や大動脈解離を伴うことが少なくないので，一度は専門医の診察を受けておいた方がよいでしょう。

先天性心疾患児の生活指導

　先天性心疾患は手術で治すのが原則ですが，ごく軽くて手術の必要がない場合，重症で手術不能の場合，手術後も症状が残る場合などでは，日常生活にさまざまな注意が必要です。具体的には1人ひとり，その内容も変わりますが，だいたいは次のようになります。

　まず，元気で栄養もよく，心臓もあまり大きくない軽症では，運動部

に入るのを禁止するぐらいで，日常生活をとくに制限することはありません。ただし感染性心内膜炎は軽くても合併することがありますから，抜歯や手術，皮膚や粘膜を傷つけるおそれのある検査を受ける際は，あらかじめ抗生薬を用いるなどして予防しなければ危険です。

なんらかの自覚症状があれば，水泳や登山などのスポーツはしない方がよいでしょう。風邪などもこじれやすいので，早目に安静をとるなど，悪化防止に努める必要があります。とくに年長児になってチアノーゼの現われるアイゼンメンゲル症候群は体動制限を厳しく守り，またお産で死亡することが多いので，妊娠は絶対避けなければなりません。

生れたときからチアノーゼのある児は大体が重症です。運動はしたくともできないので，自然に制限されますが，ほかの子供と張り合うような遊びは避けた方がよいでしょう。

栄養が低下しがちなので，消化のよいたんぱく質と鉄分を十分補うよう気をつけましょう。また泣かせたり，無理強いをしたりすると，低酸素発作をおこすので注意してください。

入浴はなるべく減らし，危険な呼吸器感染症を防ぐため，人混みにつれ出すのは避けます。ゼーゼーという呼吸がひどくなるようなら，早目に抗生薬を使います。

僧帽弁狭窄症

原因はリウマチ熱

さていよいよ弁膜症です。

弁膜症には狭くなって血液の通りが悪くなる狭窄と，締まりが悪くなって血液が逆流する閉鎖不全，それに両者の合併があります。

僧帽弁は，前にも話したように，拡張期には平均 10 mm 水銀柱の低い圧力で血液を左房から左室に流入させねばならず，一方収縮期には 100 mm 以上の圧力をまともに受け止めなければなりません。そのうえ，

弁膜が閉じたとき　弁膜が開いたとき
（収縮期）　　　（拡張期）

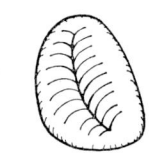

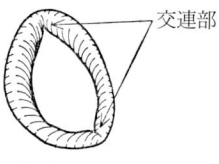

正常

交連部

正常では弁膜は薄く，収縮期にはぴたりと閉じ，拡張期には充分開いて血液を通します。

狭窄

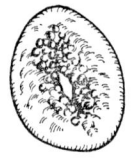

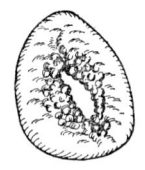

弁膜にはいぼ状のものができ，前後の弁膜は癒着して，拡張期にも正常の半分以下しか開きません。

閉鎖不全

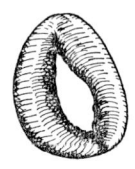

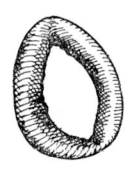

弁膜は厚く，短縮して収縮期にもきちんと閉じず，血液は左房へ逆流します。

左房からみた僧帽弁の変化
（腱索は省略してあります）

　弁縁には多数の腱索があって，前・後の乳頭筋と結んでいます。乳頭筋は左室心筋の一部ですから，左室の出来事が僧帽弁のはたらきに響く可能性もあります。

　このような厳しい条件に置かれている僧帽弁は，心臓にある4つの弁の中でもっとも故障しやすく，弁膜症の大半は，単独あるいは他の弁膜症に合併した僧帽弁膜症です。

僧帽弁膜症の原因はさまざまですが，僧帽弁狭窄についてはほぼ100％リウマチ性です。約半数の人ではリウマチ熱にかかったかどうかがはっきりしませんが，組織を調べると，リウマチの跡がみつかるのです。なおリウマチ熱というのは10歳前後の小児が罹りやすい発熱，関節痛，時に紅斑を伴う病気で，2週間ぐらいで自然におさまりますが，しばしば心臓を侵し，あとに弁膜症を残します。

正常ならば薄くて柔らかい弁膜が，リウマチによって厚ぼったくなったり，いぼのようなものができたり，両端の合せ目——ここを交連部といいます——が癒着したり，ときには腱索まで巻き込んだりして，血液を通しにくくするのです。リウマチ熱は1950年代後半から急に日本から姿を消しました。生活環境の向上がその理由とされています。ですから現在僧帽弁狭窄の患者さんはほとんど50歳以上の方です。

弁膜がダムになって

僧帽弁が狭くなると，これが血液を堰き止めるダムのような存在となって，上流になる左房・肺静脈はもとより，ときには全身の静脈にうっ血が拡がります。一方，下流の左室には十分な血液が流れ込みませんから，心拍出量の低下が避けられません。ダムができて，上流では人家や畑が水浸しとなり，人も住めなくなる反面，ダムの下では水不足に悩まされるといった状態にたとえられましょう。このように，心臓のどこかに狭い所ができたり，機能の上で事実上ダムができたのと同じような状態になったりして，上流のうっ血と下流の血流量低下をきたすことは，心臓病によくみられる現象です。その代表はうっ血性心不全ですが，心不全については次の機会に譲ります。

肺うっ血の症状

さて，左房や肺静脈にうっ血すると肺の呼吸機能が妨げられ，呼吸困難がおこります。軽症ですと坂を上ったり，急いで歩くときの息切れ程度ですが，やや重くなると，しばしば起坐呼吸をみるようになります。

体内の血液の分布は重力の影響を受け，立位や坐位では下半身に溜まる傾向にありますが，臥位になると溜まっていた血液が心臓に還流されてきます。心臓のはたらきが正常なら，戻ってくる血液が一時的に多少増えても，心拍出量もそれにつれて増加し，うっ血はおこりません。しかし僧帽弁狭窄症では，左房から左室に入れる血液は限られますので，肺うっ血が強まり，息は苦しく，患者さんは起き上がって呼吸するのを余儀なくされます。これが起坐呼吸です。

　うっ血がさらにひどくなると，肺毛細血管と肺胞の間の膜はごく薄いので，血液の水分が肺胞にしみ出してきます。これを肺水腫といいます。肺胞は本来，空気が出入りするところですから，ここが水浸しになっては水に溺れたと同じで，激烈な呼吸困難に襲われます。喉がゼロゼロと鳴り，血液の混った痰を多量に出して，もがき苦しむ有様は見るに耐えないほどです。

　この肺水腫の症状は，肺静脈の圧が正常の3倍以上，30 mm 水銀柱を超えると現われやすく，そのまま死亡することも少なくありません。幸い僧帽弁狭窄症では長いうっ血の期間があり，血漿がしみ出しにくくなっているので，さほど多くはありません。

　肺うっ血の症状としてはそのほか，肺の毛細血管や細い動脈が切れて，血痰や少量の喀血をみることがあります。血を吐くのでびっくりさせられますが，安静にしていると自然におさまることが多く，慌てて大騒ぎするとかえってよくありません。

やがて右室もダウン

　正常の人の肺動脈圧は，収縮期でせいぜい 30 mm 水銀柱ぐらいです。もし肺静脈圧が 25 mm にもなれば，血液はほとんど流れていかない計算になります。現実にはこのような場合，右室は力強く収縮して血液を肺動脈に送り込みます。具体的に数字をあげると，肺静脈圧が 25 mm なら，肺動脈の拡張期圧も 25 mm 以上，収縮期圧の方は 50 mm から，

ときには 100 mm 以上に達します。

　しかし右室は，もともとこのように高い圧力を出すようにはできていませんから，やがて右房に戻ってきた血液を順調に肺動脈に押し出すことができなくなります。今度は右室がダムのようになって，右房から大静脈，さらには全身の静脈にうっ血が拡がり，頸の静脈がネクタイをきつく締めたときのように怒張してきます。肝臓のうっ血で上腹部が張ったように痛むことも多く，このようなときは，胃腸や腎臓のはたらきも悪くなっているのが普通です。

　足や下腿のむくみもよくある症状です。これは毛細血管から血液の水分がしみ出したためで，静脈圧の上昇以外に，血液中のたんぱく質が減るとか，組織の栄養が悪くなるとか，いろいろの原因がからんでおこります。また外からは見えませんが胸腔や腹腔，それに心臓を包んでいる心膜腔にも水が溜まることがあります。

　肺うっ血のときの血痰や喀血に相当するのが鼻血です。寝かせるとかえって止まりにくくなりますから注意してください。

　以上の症状は，心臓に戻ってきた血液を，右室が完全には拍出できなくなったときにみられるので，まとめて右心不全症状といいます。同様に左室が弱れば肺うっ血をおこしますが，僧帽弁狭窄症では左室の機能と無関係にも同じ症状を呈しますから，肺うっ血がすべて左室の不全を意味するわけではありません。

わくをはめられた心拍出量

　今度はダムの下流の出来事に目を向けてみましょう。

　前にも話したように，僧帽弁口は指が4本通るくらいあります。この広さはかなりの余裕があり，したがって安静時の心拍出量が5lでも，運動すると10l以上の血液が拍出できるのです。

　弁口が多少狭くなり，指2本がやっとというくらいになると，安静時の心拍出量は問題なくまかなえても，運動や発熱などで全身の酸素需要

が増えたとき，それに応ずるだけの余力がありません。したがってスポーツでもすると疲れやすく，回復も手間取ることになります。

さらに狭窄の度が進み，小指しか通れないといった程度では，心拍出量は$3l$以下，ひどいときは$2l$を切るようになり，じっと静かにしていてもなお心拍出量が不足するという状態になります。

こうなるとからだの方もいろいろ工夫をして，少ない心拍出量を有効に利用しようとします。この際，脳や心臓それに呼吸筋などの血流は確保しなければならないので，どうしても四肢の筋肉や皮膚，消化器，腎臓への血液供給が犠牲になります。

その結果わずかの動作でも疲れ，暑さ寒さに弱くなり，食欲が低下し，全身状態が次第に悪くなります。むくみが出るのもうっ血のためばかりでなく，組織の酸素不足や栄養低下，腎機能の悪化が関与しているのです。

弱り目にたたり目の心房細動

僧帽弁狭窄症にはもう一つやっかいな問題があります。それは心房細動の合併が多いということです。心房細動は心房中隔欠損症のところでも話しましたが，心房がまとまった収縮をしなくなり，脈拍がすっかり乱れてしまう不整脈です。

心房細動がおこると，後押しがなくなるため，僧帽弁を通る血液がさらに減り，うっ血と心拍出量低下に拍車をかけます。また左房壁には血栓ができやすく，これがはがれて動脈をふさぎ，塞栓症を併発することも少なくありません。とくに脳の動脈につまるとやっかいで，半身の麻痺や言語障害をおこしたり，よほど運が悪いと急死したりします。

以上，僧帽弁狭窄症の症状をまとめますと，疲れやすくて，程度はいろいろですが呼吸困難があり，やや進むとむくみや上腹部の張った感じが現われ，30歳頃から不整脈も次第に増えて，ときによっては脳卒中をおこすといったところです。

2通りある手術法

　僧帽弁狭窄症は弁膜や腱索ががっちり癒合して血液の流れを堰き止める病気ですから，根本的に治すには手術などで狭窄を拡げるほかありません。もちろん，診察すれば雑音があり，狭窄のあることがはっきりしていても，普通の生活で何も自覚症状がない場合は，定期的に診断してもらうだけで十分です。

　日常生活で多少とも支障のある場合は，年齢や自覚症状，それに心電図，X線検査のほか，心臓カテーテル検査や心エコー検査をして手術すべきか否かを決めます。

　狭窄を拡げるにはいくつかの方法があります。ひとつは癒合した交連部を切開して狭窄を除く方法です。弁膜自体があまり硬くなく，腱索の変化も軽い方に行われます。従来は人工心肺を使って左房を開き，目で見ながら手術する直視下交連切開術が主でしたが，1975年わが国の井上寛治先生がバルーンを使って狭窄を拡げる方法に着目し，10年の開発期を経て実用化されました。これは大腿部の静脈から丈夫なバルーンを特殊な方法で左室まで挿入し，これを膨らませて引き抜くことで交連部を裂開しようという方法で，経皮経中隔僧帽弁交連切開術―PTMC―といいます。いろいろ条件がありますが，術直後から症状が改善されますので，患者さんにとって大きな福音となりました。

　弁膜が厚く硬くなって動きがきわめて悪い場合，あるいは腱索に高度の変化がある場合など，交連切開術では良くなりそうもないときは，悪い弁を取り去って代りに人工弁を入れる僧帽弁置換術が行われます。人工弁にはチタン・ステンレス・特殊なプラスティクでできた機械弁と，豚の大動脈弁などを薬品で処理した生体弁とがあり，それぞれ一長一短があり，また術後にも注意すべき点が2，3ありますが，あとで話すことにします。

切らずに済ますときは

高齢者や合併症のため，無理をして手術を施行しても，それだけのご利益のなさそうな場合，あるいは手術後も症状が残る場合は内科的に治療します。

くすりとしてはジギタリスという強心薬と利尿薬が主に使われますが，これらいずれも強力な反面，副作用も少なくないので，医師の指示どおり服用することが大切です。なお詳しくは次の心不全のところで話すつもりです。塞栓症をおこした人には再発を予防するためワルファリンという抗凝血薬も用いられます。これもいいかげんに服用すると危険な薬です。そのほか日常生活の注意も欠かせませんが，具体的にはこの話の終りのところでまとめることにします。

僧帽弁閉鎖不全症

原因はいろいろ

僧帽弁の締まりが悪くなり，左室が収縮するとき，大動脈へ拍出されるべき血液の一部が左房へ逆流するのが僧帽弁閉鎖不全症です。同じ僧帽弁の病気でも，狭窄の方はほとんどがリウマチ熱の結果であるのに対して，閉鎖不全の原因はたいへんバラエティーに富んでいます。

今までは原因の第一はリウマチ熱でした。弁膜のリウマチ性炎症のため，弁膜や腱索が縮んで寸足らずとなり，隙間から血液が逆流するわけです。

最近増えてきたのは乳頭筋の故障による閉鎖不全です。乳頭筋というのは前にも話しましたが，左室の内腔にたけのこのような形で突出している筋肉のかたまりで，頂上には10数本の腱索が付いています。

左室が収縮するとき，乳頭筋も同時に収縮して腱索を左室側に引っ張り，弁膜が左房の方へめくれるのを防ぎます。もし乳頭筋のどちらかが，心筋梗塞などで十分に収縮することができなくなると，その側の弁膜は

左房側に押し出され，正常な乳頭筋に支えられている方の弁膜との間に食い違いができ，この間から逆流がおこります。

　高血圧症や大動脈弁膜症で左室が著明に拡張することがありますが，その際，僧帽弁自体の大きさは変わりませんから，隙間ができて血液が左房にもれることがあります。また左室が拡張したとき，乳頭筋と腱索の長さが相対的に不足し，収縮期に僧帽弁が左室側に引き寄せられても逆流がおこります。

　そのほか弁膜にたるみがあって，収縮期にプクッと風船ガムのように膨れ上がる僧帽弁逸脱症という病気でも，腱索が切れて僧帽弁閉鎖不全がおこることがあります。この病気は胸痛や不整脈，ごくまれに急死の原因にもなるため最近注目されだしたもので，軽いものを含めるとそう珍しくはないとされています。X線でみて心臓があまり大きくないのに逆流が目立つのは大半が僧帽弁逸脱から来た腱索断裂が原因です。

　めったにはないことですが，心筋梗塞のため乳頭筋が切れることがあり，また感染性心内膜炎や胸を強打するなどの外傷で腱索が切断されることもあります。

オーバーワークの左室

　原因は以上のようにさまざまですが，心臓にかかる負担は，程度の差こそあれ，ほぼ共通しています。それは左房へ逆流する分だけ左室が余計に働かないと必要な心拍出量が維持できず，一方逆流血によって肺うっ血をおこし，右室にも影響が及ぶということです。

　このような変化は僧帽弁狭窄症の場合とよく似ています。症状も同様で，運動時の息切れや横になったときの起坐呼吸，疲れやすさ，むくみや肝臓の腫脹を訴えることが多くなります。心房細動も少なくありません。

　しかし経過という点ではいささかおもむきが違います。僧帽弁狭窄ではダムの役目をするのは弁膜です。したがって徐々にひどくはなっても，

急激に狭窄が進むことはありません。これに対して閉鎖不全では逆流のほか，過大な負担に耐えかねてダウンした左室がダムとして作用します。

左室は厚い筋肉でできていて，ちょっとやそっとでは参りませんが，限度に達すると案外もろいところがあります。ですから僧帽弁で逆流があっても，何の症状もない人が少なくない反面，過労などをきっかけに，急に起坐呼吸や肺水腫をおこすことも珍しくありません。ことに乳頭筋不全が原因の場合は，心筋梗塞などですでに心臓が弱っているので，症状も激しくなりがちです。また乳頭筋の切断では，突然に大量の逆流がおこりますので，心臓の方も態勢を立て直すいとまがなく，急激な心不全がおこるのが常です。

原因によって違う治療法

僧帽弁閉鎖不全症の治し方は，僧帽弁狭窄症にくらべやや面倒です。原因がいろいろで，治療の方針が原因によって変わること，PTMCが使えないので，手術となるとほとんどが人工心肺が必要な開心術になることがその主な理由です。

まずリウマチ性の僧帽弁閉鎖不全症では，とくに自覚症状のない軽症の場合，過労や食塩の摂りすぎ，リウマチ熱の再燃，感染性心内膜炎に注意し，定期的な心電図やX線検査で経過を見守ります。急いで歩くと息切れがし，起坐呼吸も1～2回はおこしたことがあるといった中等症になると，食物や生活上の摂生のほかに，ジギタリス・利尿薬などによる心不全の治療が必要となります。

無理もせず，きちんとくすりを服用していても起坐呼吸，肝臓の腫大，むくみなどが出没して入院を繰り返すようになったら，内科的治療の限界です。そこで手術ということになりますが，閉鎖不全の手術は，癒合したところを切り開くことでかたが付く狭窄症と違って，弁置換か弁形成を必要とします。

弁置換の問題点

　人工弁に機械弁と生体弁のあることは前に話しましたが、両者にはそれぞれ利点と欠点があり、どれを選ぶかはいろいろな条件を考慮して決めることになります。

　まず機械弁を入れた場合、もっとも困るのは血栓ができやすいことです。これがはがれて血流に乗ると、全身各所に塞栓をおこします。これを防ぐため抗凝血薬を用いますが、完全な予防は困難だし、けがや手術、お産で思わぬ大出血をおこす恐れも少なくありません。

　そのほか弁の作動に伴って血球が破壊され、血液が薄くなることとか、植え込んだわきから血液が漏れたり、弁が変形して閉鎖不全が再発することもあります。これらの欠点を克服するため、さまざまの工夫がされ、近頃機械弁はずいぶん改良されてきましたが、まだ完全とはいい切れません。

　生体弁は血液の流れ方も自然で、血栓や貧血の心配も少なく、必ずしも抗凝血薬を必要としないので、子供のほしい若い女性や抗凝血薬を使いにくい地域にお住いの方に向いています。ただし、いくらなめして丈夫にしても、耐久力に限度があるようで、寿命はせいぜい10年ぐらいといわれています。感染性心内膜炎の心配もないわけではありません。

　この10年ほどの間に盛になったのが弁膜や腱索を補修する弁形成術です。弁口を縫い縮める縫縮術もときに行われます。弁置換と違って血栓にあまり気を遣う必要がありませんが、弁尖や腱索の再断裂などで再手術になる方があり、術後のフォローアップが欠かせません。

いつ手術に踏み切るか

　このように、僧帽弁閉鎖不全症に対する手術は、術後にいろいろの問題を抱え込むことになりがちで、簡単に手術に踏み切るわけにはいきません。といってぎりぎりまで内科的に治療すると、心筋の傷みもひどくなり、手術という大波を乗り切ることが困難になります。

ですから全く症状のない人は別として，多少とも呼吸困難などの症状がある人，とくにジギタリスや利尿薬を欠かせない人は，専門医とのつながりを密にして，手術するのにもっとも都合のよい時期を見過ごさないことが大切です。

乳頭筋不全による僧帽弁閉鎖不全症は，内科的に治療するのが普通です。ただし乳頭筋が心筋梗塞などで切れた場合は，そのままではまず助かりませんから，緊急に手術することになります。

僧帽弁狭窄兼閉鎖不全症について

僧帽弁が癒着するとともに縮んで厚ぼったくなり，拡張期に血液が左室に流入しにくくなる一方，収縮期には左房へ逆流するもので，ほとんどがリウマチ熱でおこります。実際には逆流も狭窄も同程度ということは少なく，どちらか一方が目立つのが普通です。

治療は軽ければ内科的に，中等症以上は時期をみて弁置換を行います。

大動脈弁狭窄症

僧帽弁膜症との違い

大動脈弁は左室の出口，大動脈との境にあって，3枚の弁膜からできており腱索のないことは前にも話したとおりです。弁口の広さは僧帽弁口よりやや狭く，指3本といったところでしょう。

大動脈弁の病気にも，僧帽弁と同じく狭窄と閉鎖不全があります。頻度は僧帽弁膜症よりは少な目ですが，そう大きな差があるわけではありません。ただ僧帽弁の方は女性に多いのに対し，大動脈弁膜症は男性優位です。

大動脈弁のすぐ上には冠動脈の入口が開いています。このため大動脈弁膜症では狭心症を併発することが多く，急死の危険も少なくありません。反面，僧帽弁膜症につきものの心房細動はあまりみられず，したがって塞栓症をおこすことはまれです。ただし感染性心内膜炎を合併する

	弁膜が閉じたところ （拡張期）	弁膜が開いたところ （収縮期）
正常		左室腔

↑冠動脈入口

| 狭窄 | | |

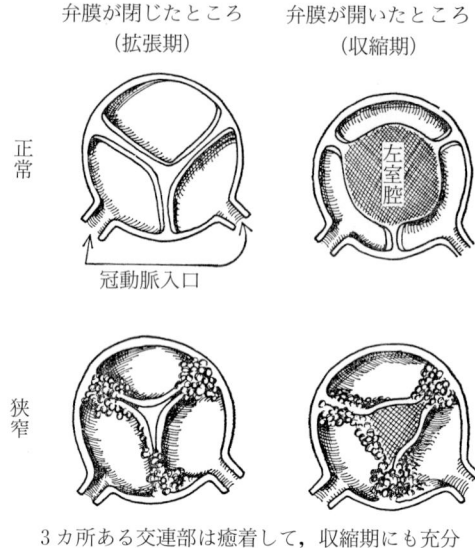

3カ所ある交連部は癒着して，収縮期にも充分開かない

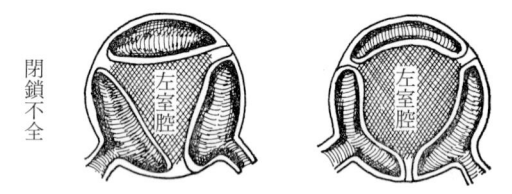

| 閉鎖不全 | 左室腔 | 左室腔 |

弁膜は厚く，寸足らずとなって拡張期に完全に閉鎖せず，大動脈から左室腔へ血液が逆流する

大動脈側からみた大動脈弁の変化

と，前にも話したように，小さな塞栓による発疹がみられるようになります。

原因と症状

　従来はリウマチ熱からくるのが主で，3つの弁膜の交連部が癒合して口笛を吹くときのような形をとり，ひどいときは尖端に手帳用鉛筆がや

っと通るくらいの開口部が残っているだけ，といったありさまになることもあります。そのほか生まれつき弁膜が2枚しかなかったり，お年寄りで弁膜にカルシウムが付着するなどして狭窄をおこすこともあり，高齢者の増加で近頃はこのタイプが増えてきました。

　大動脈弁口が正常の30％以下，小指1本がやっとという程度に狭くなると，左室は力強く収縮しないと全身に必要な血液を拍出できなくなります。左室の筋肉は15 mmから20 mm以上と厚く肥大して，左室のなかの圧力が200 mm水銀柱を超すくらいになっても，それでいて大動脈の圧力は100 mmにも達しないこともまれではありません。

　左室は丈夫な心筋でできていますから，長年にわたってこのような負担に耐えることができます。しかし狭窄は年とともに進む傾向がありますし，左室の筋肉もあとで話すように虚血の影響なども加わって次第に弱り，やがて十分な血液を拍出できなくなります。

　すると脳にいく血液が不足して失神発作をおこし，一方では，戻ってくる血液がさばき切れず，ちょっと動くと息切れがしたり起坐呼吸や心臓喘息，ときには肺水腫など，重い肺うっ血の症状が突発するようになります。

　大動脈弁狭窄症では，血液は噴水のように大動脈に拍出されるため，このジェット流の側面では圧力が低下します。流体力学でいうベルヌイの法則です。こんな名前などはどうでもよいのですが，困るのはこのためバルサルバ洞の圧力が下がり，その結果，冠動脈に流れ込む血液が減ってしまうことです。

　肥大して正常の2倍にも厚くなった上，高い圧力を出さねばならない心筋は大量の酸素を必要としますが，それが人並みにも貰えないとあっては，泣き面に蜂といったところです。その上高齢者では冠動脈硬化を合併することがありちょっとした動作でも心筋は酸素不足に陥って，狭心症がおこります。この狭心症は冠動脈硬化などからくる普通のものに比べ，ニトログリセリンなどのニトロ薬が効きにくい傾向があります。

症状が出たら赤信号

あれやこれやで大動脈弁狭窄症は，ある程度までは雑音や心電図に異常があっても，これといった自覚症状なしに過ごせますが，一旦心不全や失神，それに狭心症といった症状が現われたら，見通しはたいへん暗く，急死することも少なくありません。ですからこの病気は，軽いうちは激しい運動を避け，定期的に検査をうけるだけでもよいのですが，何らかの症状が現われたら早目に手術を考える必要があります。

大動脈弁狭窄症には切開術はあまり行われず，弁置換となるのが普通です。30年くらい前までは手術の成績は悪く，半分ぐらいしかうまくいかないこともありましたが，このところはよほど重症でなければ安心して手術が受けられるようになりました。人工弁の改良が進んだこと，手術の経験が豊かになったこと，などが主な理由でしょう。なお僧帽弁狭窄のように，バルーンで拡げられないかという質問も当然出ると思いますが，再狭窄が起こりやすく，今のところ高齢者や悪性腫瘍を合併している方などに限られます。

大動脈弁閉鎖不全症

リウマチ熱以外の原因も

やはりリウマチ熱が原因になることが多く，僧帽弁閉鎖不全症の場合と同様，弁膜が縮んで厚ぼったくなり，隙間から逆流がおこります。リウマチ性弁膜症の常で，同時に癒着による狭窄を伴うことが少なくありません。

リウマチ熱以外の原因としては，かつては梅毒によるものが非常に多くみられました。かかってから10年から20年たつと，大動脈の根元寄りの部分が梅毒に侵されて拡張し，弁膜が寸足らずとなって逆流がおこるのです。抗生薬の普及で，このところほとんどみられなくなりました。

そのほか，著明な高血圧で最小血圧が上がり，大動脈弁が支え切れな

くなっておこることもあれば，一名"脈なし病"ともいわれる大動脈炎症候群に伴うこともあります。後の第六話でも出て来ますが，マルファン症候群という生れつき大動脈の壁が弱い病気では，大動脈の根元が玉葱状に拡がる大動脈弁輪拡張症という状態になって逆流が起こります。前に話しましたが，心室中隔欠損症にも10％ぐらい合併してきます。大動脈弁閉鎖不全症は感染性心内膜炎の下地になる一方，感染性心内膜炎の併発で閉鎖不全が急に悪化することも珍しくありません。

低くなる拡張期血圧

　大動脈弁の締まりが悪くなると，いったん大動脈へ拍出された血液が拡張期に左室へ逆流します。逆流する量は10％足らずのこともあれば50％を超えることもあります。いいかえれば，全身が毎分5 l の血液を必要とするなら，左室は7～8 l から，多いときは10 l 以上を送り出さなければならないわけです。

　このため左室は拡張し，また壁の厚みも増して何とか正味の拍出量を減らさないよう頑張るのです。しかし急に逆流が増えて左室に対応する時間の余裕がなかったり，長年にわたる大量の逆流のため拡張肥大が限界に達すると，左室は逆流する血流と，肺から還流してくる血流をさばき切れなくなって，左室の拡張期圧が正常の10 mm 水銀柱くらいから20 mm 以上にと上昇してきます。当然，左房圧・肺静脈圧も上がり，肺うっ血によって起坐呼吸や心臓喘息の発作がおこります。

　重い大動脈弁閉鎖不全症では，このようなうっ血性心不全のほかに狭心症もよくみられます。大動脈の拡張期圧，いわゆる最低血圧は正常で70～80 mm，少なくとも50 mm を割ることはめったにありませんが，閉鎖不全があると大動脈の血液が左室へ逆流してしまうため，この圧が50 mm 以下，ひどいときは30 mm くらいに低下します。

　ところが冠動脈を血液が流れるのは主に拡張期ですから，この圧が低くなると冠動脈の血流は悪くなります。一方，心臓は拡張し，肥大して

大量の血液を拍出していますから，このエネルギーを産み出すため大量の酸素を必要とし，消費に供給が追いつかないということになります。その結果，心筋は虚血状態となって，狭心症がおこったり，たちの悪い不整脈を誘発して突然死したりします。とくに梅毒性の大動脈弁閉鎖不全症は，冠動脈の入口も狭くなることがあるので，そのおそれが少なくありません。

手術は余裕のあるうちに

大動脈弁閉鎖不全症の養生や治療は，大動脈弁狭窄症と似たり寄ったりです。逆流量の少ない軽症では激しい運動を制限するくらいで，日常生活は普通にして差支えありません。疲れやすく，軽い運動でもどうき，息切れの現われる程度になるとジギタリス・利尿薬を服用し，塩気の多い食物を減らして心不全の症状にも気を配ることが必要になります。

そして摂生に努めても，ちょっと歩くだけで息が切れたり，夜中に突然呼吸困難の発作を2度3度とおこすようなら，残念ながら内科療法だけでは先が見えてきます。心臓や体力に余裕のあるうちに手術を決断せざるを得ません。

手術の成績は一般に良好で，手術中あるいは手術後すぐ亡くなる方はめったにありません。しかし術後の血栓・貧血・弁の変形それに脈の乱れなど，他の弁置換の場合と同様，まだ未解決の点が多少は残っています。手術は早いほどよい，というわけにはいかないのは，このような事情があるからです。

右心系の弁膜症

単独におこることはまれ

三尖弁や肺動脈弁のような右心系の弁膜の故障は，左心系の弁膜症の10分の1以下で，それも大部分は左心系弁膜症，とくに僧帽弁の病気によってひき起こされる続発性のものです。

僧帽弁狭窄症のところで話したように，肺うっ血があると，これに打ち勝って血液を流すため，右室は多少肥大もしますが，なお目立つことは著明な拡張です。その結果，収縮期に三尖弁がぴったり縮まらなくなり，右房に逆流をみるようになります。これを機能的あるいは続発性三尖弁閉鎖不全症といいます。

　これに比べるとずっとまれなことですが，肺高血圧によって肺動脈が拡張し，肺動脈弁に隙間ができて，拡張期に血液が肺動脈から右室に逆流することもあります。機能的あるいは続発性肺動脈弁閉鎖不全症です。

　もちろん右心系弁膜症のすべてが，このような続発性のものばかりではありません。はじめからリウマチに侵されてなることもあります。

　おこり方がどうであれ，右心系がこのような状態になると，右室はもう肺動脈に血液を押し込むことが難しくなります。そのため肺水腫のような激しい肺うっ血の症状は現われにくくなりますが，一方でうっ血は全身の静脈が拡がり，内臓のはたらきをいちじるしく障害するに至ります。

連合弁膜症とは

　いままでの話からもおわかりのように，弁膜症のおよそ半分は今のところリウマチ熱が原因です。リウマチは心臓全体を侵しますから，弁膜症も1つの弁だけでなく，2つ以上の弁膜が狭窄や閉鎖不全をおこすことが少なくありません。というよりむしろ程度の差こそあれ，2，3の弁がやられるのが普通です。

　このように，2つ以上の弁膜症の合併した場合を連合弁膜症と呼びます。当然そこにはいろいろの組合せがあり，心臓にかかる負担はさまざまで，経過や予後も千差万別です。都合よい組合せですと，心臓全体としてはバランスがとれて，長年にわたって安定した状態を保つことができる反面，運の悪いカップルが生まれる可能性もあります。

　たとえば大動脈弁狭窄に僧帽弁閉鎖不全が合併すると，大動脈に拍出

される血液はさらに減り，左房への逆流は増えて，左室にとっては前門の虎，後門の狼といった破目になるでしょう．逆に，僧帽弁狭窄に大動脈弁狭窄が加わった際は，2段構えのダムができたようなもので，左室はある意味では保護されたかたちとなります．

連合弁膜症がとくに問題になるのは，手術をしようというときです．重い僧帽弁狭窄症にそれほどではない大動脈弁膜症が合併している場合を例にとると，交連切開術で僧帽弁の流れをよくすると，今度は大動脈弁の故障が表面化してくるといった具合です．下流の堤防に欠陥があるのに，ダムの水門を全開して洪水のおそれを招くのと同じです．

このようなことがあるので，連合弁膜症の患者さんに外科的治療をしようというときは，私どもはいろいろの事情を検討し，必要なら同時に2つ以上の弁の手術もできるように，あらかじめ外科医とよく相談することにしています．

さて，これで心臓の構造の異常による心臓病，すなわち先天性心疾患と弁膜症の話を終ります．なおこれらの病気に関係の深い感染性心内膜炎については第五話をご覧下さい．

次は心不全の話です．心不全についてはこれまでも断片的に出てきましたが，あらためて成り立ちから養生法まで，まとめて説明したいと思います．

第三話　心不全とは

　ある器官が，その役目を完全に果たすことができなくなった状態を，医学上の言葉で不全と呼びます。たとえば腎臓が悪くなって，体内に老廃物が溜まりだせば腎不全，肺から十分な酸素が取り入れられず，炭酸ガスの放出もうまくいかないときは肺不全というわけです。

　心臓は，からだのすみずみにまで血液を送って，全身の代謝を支えるのが役目ですから，心不全とは心臓のポンプ機能が低下して，何らかの症状を呈するに至った状態ということができます。

　こういってしまえば簡単ですが，心不全の実態はたいへんバラエティに富んでいます。経過1つを例にとっても，数時間で勝負のつくものから，10年以上も続くものまであるといった具合です。原因となる心臓病や合併症，それに年齢・環境・治療など，条件が患者さん1人ひとり違うのが主な理由です。

　また心臓を中心とした循環系には，心拍出量の不足を補うようなさまざまな調節機構があり，神経系や内分泌系も手伝って，必要な心拍出量の維持と，不足しがちな血流量の有効利用をはかります。このように広い範囲にわたる代償機構は，肺不全や腎不全にはみられないことで，まさに造化の妙というべきでしょうが，一方ではその代償機構が心不全をさらに深みに追いこむことにもなります。

　だからといって心不全を理解し難い正体不明のままにしておいてよいわけはありません。心臓病の大半は経過中に心不全をおこしますから，いやでも心不全とのお付合いを，それも長い期間にわたって続けなければならないことが少なくないからです。

　前置きはこのくらいにして，ともかく本題に入りましょう。

急性心不全の原因と症状

いわゆる心臓麻痺とは別

　心臓が急に拍動しなくなったら，10秒もたたないうちに意識がなくなり，数分で脳が回復不能のダメージをうけてついには死亡します。

　このような瞬間的な心臓の機能停止は，ほとんどが心室細動が原因です。心室細動というのは，心室が部分的にピクピク動くだけで，全体としてのまとまった収縮をしなくなり，結果として心臓から血液がほとんど拍出されなくなる，重い不整脈です。心筋梗塞の発作直後から2～3日以内におこりやすく，また冠動脈に高度の狭窄のある人や，心筋自体に異常のある人が，激しい運動をしたり，強い精神的ショックを受けたときにもみられます。

　心室細動，あるいは心臓がピタッと止まってしまう心静止などの致死的不整脈は，もっとも急激な心不全といっていえなくはありませんが，普通は心不全として扱いません。

心原性ショック

　本格的な急性心不全は，心筋梗塞発作後間もなく現われる心原性ショックと急性の肺うっ血に代表されます。

　心筋梗塞では，血液供給のとだえた心筋はほとんど収縮力を失い，やがて死滅していきます。梗塞をおこした範囲が狭ければ，心臓全体のポンプとしての働きへの影響は大したことはありませんが，広汎な梗塞では心臓の機能は急激に低下して，拍出される血液の量は激減し，勢いも悪くなります。

　梗塞部の心筋は役に立たなくなるだけでなく，やられ方がひどいと収縮期に心室内の圧力に負けて外方に膨れ出し，健全な部分の心筋のはたらきまで減殺してしまうからです。また心筋梗塞では不整脈がつきものですが，そのため心拍出量がさらに減ることがあり，僧帽弁を支える腱索や乳頭筋が梗塞に巻き込まれて僧帽弁閉鎖不全が急におこることもあ

ります。

　このようなわけで，重い心筋梗塞発作では心拍出量がガタッと減ります。危機に立たされた生体では，発作に伴う激痛も一因となって，自律神経系を中心に嵐のような反応が巻きおこります。生あくびに始まり，冷汗・手足の冷え・顔面蒼白・チアノーゼ・意識の乱れ・嘔吐・脱糞などのショック症状がそれです。

　ショック症状は出血・火傷・中毒・感染症・アレルギーそれに精神的な原因でもみられますが，心筋梗塞の場合は急激な心拍出量低下が主因となるので，心原性または心臓性ショックと呼ばれます。

　心原性ショックをおこすのは，心筋梗塞発作の10％足らずですが，治療はかなり困難で，入院してから心筋梗塞で亡くなる方の半数以上は，このようなポンプ機能の急減によるものです。このため特殊な薬物治療や大動脈内バルーンパンピング使用などの努力が続けられています。

急性肺うっ血

　拍出される血液が減れば，心臓に戻ってきた血液が左房や肺静脈に滞るようになります。血液の溜まり場である静脈系が収縮するか弛緩するか，全身の脱水があるかないか，肺に血液を送り込む右室の機能が正常か否かなどで，その程度は変わりますが，中等度以上の心筋梗塞では多少なりとも肺にうっ血がおこるのが普通です。乳頭筋不全が合併すればなおさらです。また梗塞をおこした心筋は柔軟性を失い，拡張期に血液が流入するのを妨げますから，これまた肺うっ血の原因になります。

　肺にうっ血すると呼吸困難がおこります。症状の詳しい話はあとでしますが，心筋梗塞で心原性ショックに肺うっ血を合併してきた場合は，ショックだけのときよりさらに治療が難しく，大半の人は死亡します。逆に肺うっ血症状だけで，ショックを伴っていなければ，何とか助かることが多いようです。

　急性心不全は心筋梗塞以外に，ジフテリアなどの急性伝染病やリウマ

チ熱，それにインフルエンザなどのウイルス疾患で心筋が侵され，ポンプ機能が急に低下しても起こることがあり，また発作性頻拍症で心臓が空廻りするような状態でもみられます。

慢性心不全の成り立ち

心臓が弱ってくると

　急性心不全，とくに心原性ショックが，心筋梗塞発作や重い不整脈など，心臓の突発的な出来事がきっかけになることが多いのに対して，高血圧症や弁膜症で心臓に長い間無理がかかったり，冠動脈の狭窄が次第に進んで心筋の収縮力が衰えてきたときなどには，別のかたちの心不全が起こります。

　この，どちらかというと慢性の心臓病に伴う心不全は，むくみなどうっ血による症状が目立つので20年くらい前まではうっ血性心不全とも呼ばれました。しかし慢性の心不全ではうっ血の他に運動能力の低下や重い不整脈を伴いやすいなどの症状もあるので急性に対し慢性心不全といわれることが多くなったようです。

　心臓のポンプとしての働きが悪くなると，全身のシステムが動員されてこれを補うようになります。これを代償といい，この間に例えば弁膜症であれば人工弁に置換するなど原因が除ければよいのですが，そうでないとやがて代償機能が破綻してしまいます。これを代償不全といい，その結果心不全の症状が表面化するのです。そうなると残念ながら残された寿命は平均2年ぐらいとなります。

　ここではいろいろある代償プロセスの光と影について概略を話そうと思います。理解しにくい点も少なくないかと危惧しますが，後の養生法や薬物療法にも関係が深いので，なるべくパスしないでお読み下さい。

スターリングの法則

　ふたまたになった木の枝などにゴムひもを結びつけて，小石などを飛

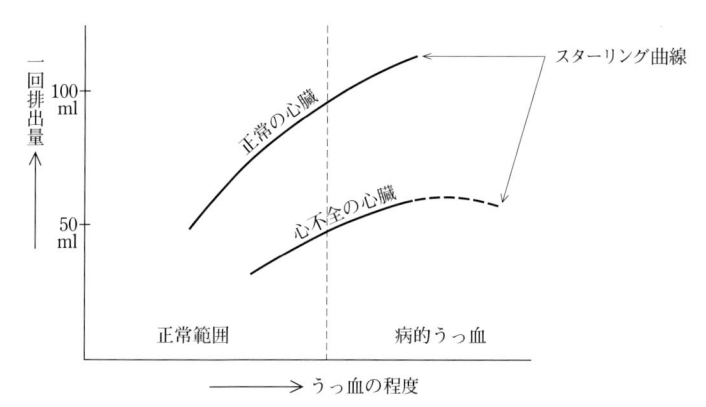

```
                                    スターリング曲線
一回排出量 100ml ┤
            │     正常の心臓
         50ml ┤
            │     心不全の心臓
            └────────┬────────→ うっ血の程度
               正常範囲  病的うっ血
```

正常では曲線が急で，うっ血の気配があればすぐ一回拍出量が増えます。これに対し心不全では曲線がねていて，うっ血がひどくなってもその割りには一回拍出量は増えません。極度のうっ血では，点線で示すようにかえって減ることもあります。

スタリーングの法則

ばすパチンコというおもちゃがあります。たまを遠く飛ばすにはゴムを強く引き伸ばさなければなりません。距離が同じでも，たまが重ければ同様です。

　心筋にもゴムひもと似た性質があって，より引き伸ばされた状態から収縮する方が力が出るのです。ですから心臓は負担が増えると，普通よりは伸びた状態から収縮することでより大きな力を出し，これに打ち勝とうとするのです。

　心筋の持つこのような性質は，1914年，スターリングが犬の心臓を使った実験で発見したもので，"スターリングの法則"と呼ばれます。

　ところで，心筋は伸びれば伸びるほど収縮力を増すかというと，そうではありません。限度を超せば収縮力はかえって減ってきます。とくに長い間オーバーワークが続いたり，酸素などの補給が不足して虚血状態に置かれたりした心筋はゆとりが少なく，たちまち頭打ちとなって力が

落ちてきます。ちょうど，古くなったり傷がついたりしたパチンコのゴムが，ちょっと強く引っ張るだけで切れたり，へたったりするのと同じです。

　安静時，心臓は拡張期に心室を満たしている血液の約7割，80 ml 前後を1回の収縮で拍出します。この値はもちろんからだの大小で変わりますので，体表面積で補正すると，1 m^2 あたり 50 ml くらいになります。脈拍数が70なら，1分間に心臓から拍出される血液，すなわち心拍出量は大人で5〜6 l，体表1 m^2 あたり 3〜4 l になることも，計算ですぐわかりましょう。

　さて，心臓が弱って拍出する血液が減ると，残る血液が増え，心室はより拡がった状態から収縮を始めることになります。するとスターリングの法則で一回拍出量は増え，戻ってくる血液とバランスがとれます。すなわち，心室は上流の心房や静脈にうっ血を起こすことと引き換えに，ポンプとしての機能を維持します。心筋梗塞の発作で心臓の機能が急に低下したとき，肺うっ血による呼吸困難が起こるのは，主としてこのような理由からです。

交感神経の反応

　スターリングの法則は取り出した心臓でも見られる，いわば心筋に個有の性質ですが，体内にあって全身循環の要である心臓の働きが衰えれば，これを補う反応が全身的に起こります。この際，まず反応するのが自律神経のなかの交感神経です。なお自律神経については第四話であらためて説明します。

　一般に細胞の表面にあって，外からの刺激を特異的に受け入れる部分を受容体といいます。交感神経が興奮するとその末端からノルアドレナリンなどカテコラミン類が分泌され，これが血管にある α-受容体に作用して血管を収縮させます。一方心筋には β_1 受容体があり，カテコラミンによって頻脈を起こすとともに，心筋の収縮力を強めるのです。ち

なみに気管支の壁には β_2 受容体というのがあってこれが抑えられると喘息の発作を起こすことがあります。

心臓が弱ると即座に反応するのがこの交感神経です。血管を引き締めて血圧を維持し頻脈によって心拍出量を確保します。これらの反応は心筋がダメージを受けると数分くらいで始まり急性心不全に対応しますが，慢性心不全でも程度はさまざまながら同様のことがみられ，手足の冷えや頻脈などを起こすのです。

カテコラミン類がいつまでも大量に血液中にあると，受容体の感度が低下し，反応が悪くなります。親の小言が多いと子供はだんだんそれを聞き流すようなものです。こうして血中濃度だけがいたずらに高くなり，その揚句，悪質な不整脈が増えて心不全に間々みられる突然死の一因になったり，心筋細胞にさらなるダメージを加えて心不全を進行させます。

レニン-アンジオテンシン-アルドステロン系の役割

耳慣れない術語が急に出て来て戸惑われる方もいらっしゃるでしょうが，このシステムは動物が海から陸の生活に移るとき，陸上では不足しがちなナトリウムと水を体内に保持し，血圧や循環血液量を維持する大切な役割を担っています。

心臓のポンプ力が弱まると，腎臓の血管が収縮し流れる血液が減ります。するとこれを感知して腎臓からレニンという酵素が大量に分泌され，血液中のアンジオテンシノーゲンという物質に作用してアンジオテンシンIに変え，これはさらに別の酵素によってアンジオテンシンIIになります。このアンジオテンシンIIは血圧を上げるだけでなく，血管や心臓の細胞にいろいろな影響を及ぼすと共に，副腎に働きかけてアルドステロンというホルモンの分泌を促します。このホルモンは腎臓に作用してナトリウムや水の排泄を抑えると同時にカリウムの排泄を増加させます。循環血液量も増えるので，スターリングの法則に従って心拍出量が増えることになります。卑俗な例え話で恐縮ですが，賃金カットされたご主

人が家族の生活レベルを維持するため、残業に精を出すようなものです。

　しかしこのような無理が長く続くわけがありません。心筋の傷はひどくなり、心不全はさらに深みに落ちて行きます。

心房性ナトリウム利尿ペプチド

　長いので ANP と略します。何かの理由で心房の圧が上り、その壁が伸展されると分泌される生理活性物質です。

　急に脈拍が 150 ぐらいに早くなる発作性頻拍という不整脈がありますが、これが 1 時間も続くと利尿薬を飲んだときのように大量の尿が出ます。発作中の心電図がなくても話だけで診断できるくらいです。その仕組みは長い間謎でしたが ANP の発見で解けました。頻脈によって心房壁が伸ばされるのが原因だったのです。

　心不全でも心房圧が上りますから ANP が分泌されてアンジオテンシンⅡの作用を打ち消す方向に働きます。生体の持つ微妙なバランスといえますが、何分にも薄い心房壁の ANP には限りがあり、たちまち頭打ちになって利尿効果が落ちてしまいます。すると今度は心室壁からBNP という同じ作用を持つペプチドが分泌され、アンジオテンシンⅡに対抗する形になります。しかしアンジオテンシンⅡは強力な上、レニンで調節される分の他、血管や心臓でも局所的に合成されますので敵いません。結局利尿効果はかすんでしまいます。心室壁は厚く、枯渇することがないので、BNP は現在採血だけで複雑な心不全の程度を知る格好の指標として役立っております。

　以上、血液循環が悪くなったとき生体はどのようにして対応するかを述べました。これらは血圧を保ち心拍出量を増やすのに役立ちますが、原因が除かれない限り一時凌ぎに過ぎません。心筋は傷み心臓は疲れて結果的にかえって寿命を縮めることになります。ここ約 20 年このようなプロセスの詳細が明らかにされるにつれ、心不全の治療にも変革がも

たらされることになったのです。

左心不全の原因

圧負荷と容量負荷

　左室は肺以外の全身に血液を送り出す役目を持った，いわば一家の担い手といった存在です。したがって厚い丈夫な筋肉でできていますが，負担が重いだけにいろいろな障害がおこりやすい宿命にもあります。

　たとえば高血圧症では，末梢の動脈が収縮して血液が流れにくくなるため，全身が必要とする心拍出量を維持するのに，左室は高い圧力をもって血液を送り出さなければなりません。大動脈弁の狭窄などで，左室の出口が狭くなっても同様です。

　このような負担を圧負荷といいます。パチンコにたとえると，重い玉を飛ばすのに相当します。このような負荷に打ち勝つため心筋は肥大し，心室の壁は正常で8～10 mmぐらいのところが12 mm以上と厚くなります。

　これに対して容量負荷というのは，大量の血液を拍出しないと役目が果たせない場合です。貧血では血液が薄くなりますから，必要な酸素を組織に与えるため正常の2倍もの血液を拍出しなければなりません。スポーツをすると，酸素消費量が何倍かに増えますから，やはり心臓に容量負荷がかかります。甲状腺機能亢進症や脚気，それに近頃は人工腎臓で動脈と静脈との間にシャントを作ることがありますが，これらも同様です。

　大動脈弁や僧帽弁に閉鎖不全があれば逆流する分，心室中隔欠損症や動脈管開存症では肺動脈に短絡する分だけ，左室は余計に拍出しないと，正味の一回拍出量が不足しますから，この場合も容量負荷がかかります。

　容量負荷に対抗して心室は拡張し，また多少とも肥厚することで，大量の血液を拍出しますが，やがては限界に達し，一回拍出量・心拍出量

は減り，血液が左室や肺静脈にうっ滞するようになります。圧負荷の場合も同様ですが，肥厚が主体であるだけに拡張して代償することが困難で，うっ血の症状も急激に現われるのが普通です。

心筋不全と不整脈

　以上のような負担の増加以外に，虚血・炎症・変性などで心筋収縮力そのものが低下して起こる心不全も少なくありません。とくに血圧の高い人が心筋梗塞を合併したときのように，2つ以上の原因が重なると，いっそう心不全の危険が高まります。

　もともと心臓病のある患者さんに，極端な徐脈や頻脈，重い不整脈が合併しても，心不全が起こりやすくなります。このような脈拍の異常は，心臓のポンプとしての能率をいちじるしく低下させるからです。

　また高血圧や大動脈弁狭窄症，特発性心筋症で左室の筋肉が厚くなると，拡張期の血液流入が妨げられます。僧帽弁に狭窄があっても同じで，いずれも左房や肺静脈のうっ血を招きます。ただし僧帽弁狭窄症では，左室は直接関係がなく，厳密には左心不全とはいえませんが，症状には大きな差異がないので，まとめて話を進めることにします。

左心不全の症状

心拍出量にゆとりがなくなると

　負担の増加・心筋不全・不整脈・流入障害などによって，左室の機能が十分に発揮できなくなると，運動時にまず症状が現われ，やがて安静時にもみられるようになります。

　普通の大人は安静時，1分間に 200〜250 ml の酸素を消費して代謝を維持しています。酸素消費量は発熱・妊娠・運動などで増え，掃除や洗濯などの家事で 500 ml くらい，水泳・登山では 1,500 ml 以上にもなります。この酸素は左室から拍出される血液によって運ばれるわけですから，左室の機能が低下し，心拍出量にゆとりがなくなると，全身各所

に酸素が不足してきます。

　するとまず影響が現われるのは骨格筋です。骨格筋の活動には大量の酸素が必要ですから，酸素の供給が減るとだるく，疲れやすくなります。皮膚の血流も悪くなり，冬は手足が冷えて寒さがこたえ，夏は夏で暑さもひとしおです。皮膚血流が減れば，体内で生じた熱が発散しにくくなり，うつ熱状態になるからです。

　胃腸の循環が悪くなると消化吸収に響きます。腎臓の血流も心拍出量減少に敏感に反応し，レニン・アンジオテンシン・アルドステロン系を介して，食塩や水分の排出を妨げて循環血液量を増やす方向に動きます。その結果，心拍出量はスターリングの法則に従って多少増加しますが，うっ血はさらにその度を加えることになります。

　一番大切にされるのは脳で，心拍出量が正常の半分ぐらいになっても何とか確保されます。もちろん重症になれば血流量は削減され，いろいろな精神神経症状が現われます。

　これを一家の経済にたとえるとこんな具合です。ご主人が体をこわして収入が半分になったとしましょう。するとまず娯楽費や衣料費をうんと削ることになるでしょう。その割合は半分以下，骨格筋や腎臓なみに7〜8割減といったところです。光熱費や交際費も2〜3割は減らせるでしょうが，食費はそうそう下げるわけにはいきません。せいぜい1割くらいで，エンゲル係数は上昇することになります。

　ご主人の小遣に相当するのは冠血流量ということになりますが，やはりこれも低く抑えられます。原因疾患にもよりますが，左心不全では心筋は多少とも虚血状態に置かれるのが普通で，これがまた心筋不全の原因となって，悪循環に陥ることが少なくありません。だから家計が苦しくても，ご主人の小遣を減らしてはいけません，というとこじつけになりますが…。

　以上は心拍出量減少による症状ですが，左心不全ではこれと並んで，肺うっ血による症状が現われます。

肺うっ血でおこる呼吸困難

　左房や肺静脈の圧力は収縮期，拡張期で変動しますが，ならせば水銀柱で 10 mm くらいです。左室が弱って，還流してくる血液を滞りなく拍出するのが難しくなると，左房や肺静脈に血液が溜まり，内圧も 15 mm から 20 mm と上昇してきます。

　すると肺自体もわずかですがこわばった状態になり，呼吸がなめらかにできなくなって呼吸困難がおこります。

　呼吸困難は軽症では階段を上ったり，急いで歩いたりしたときだけにみられます。この程度のことは正常の人にもありますが，同年配の人と一緒に歩けないようでしたら病的といってよいでしょう。

　中等症になると，ちょっとした日常の動作でも息切れがするようになり，また寝床に入ってひと眠りしたとき，突然呼吸困難の発作に見舞われたりします。立ったり坐ったりの位置から横になると，下半身の静脈などに溜まっていた血液がどっと心臓に戻ってきて，肺うっ血がひどくなるからです。起き上がると楽になるので起坐呼吸といいます。

　もう少し激しいと，のどのあたりでゼーゼー，ヒューヒューと呼吸のたびに音を立て，苦しさのあまり窓を開けたくなるような発作がおこることがあります。これが心臓喘息です。心臓にむちを当てるようにして心筋の収縮力を強め，同時に気管支を拡げるように作用している交感神経が，眠り込むとともに緊張が緩み，気管支のけいれんを伴ってこのような発作がおこるのです。

　肺静脈圧が 30 mm を超える極度の肺うっ血では，血漿や，ひどいときには血球まで，肺毛細血管から空気の出入りする肺胞へしみ出し，血液のまざったピンク色の痰を多量に出すようになります。水に溺れたと同じことですから呼吸困難も激烈で，見るに耐えないありさまです。これを肺水腫といい，この状態になると助かる可能性は五分五分といったところです。

　僧帽弁狭窄症のように，いつも肺静脈圧が 20〜25 mm くらいある場

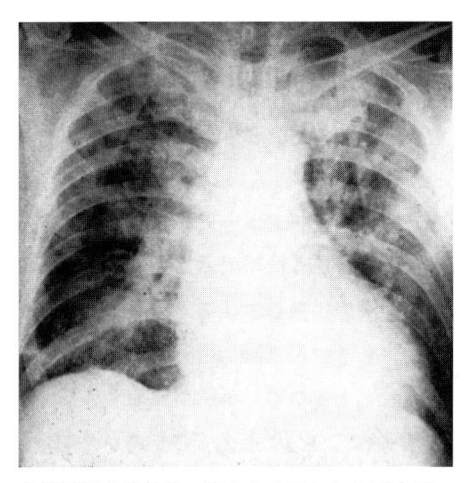

心筋梗塞の発作後，間もなく現われた肺水腫。中央の白い部分は拡張した心臓で，その両側の肺にみられる白い雲のようなもやもやが肺胞にしみ出した体液による影です。この人は激しい心原性ショックもおこしていましたが，運よく退院することができました。

肺水腫の胸部X線写真

合はそれほどでもありませんが，大動脈弁膜症や虚血性心疾患による左心不全は，急にくることの多いのが特徴です。左房と肺静脈の容積は合わせて2〜300 mlくらいしかなく，還流血と拍出される血液との差がわずかでも，たちまち肺静脈圧を押し上げるからです。

　これに対してこれからお話しする右心不全は，右房以外に上下の大静脈や肝臓などに大量の血液をプールすることができますから，体静脈圧の上がり方はゆるく，症状もじわじわと現われる傾向があります。回復するときも左心不全は時間の単位でよくなりますが，右心不全は何日もかかるのが普通です。左心不全は夕立型，右心不全は梅雨型といえましょう。

右心不全の原因

ほとんどは左心不全から

　右心不全の原因となるのは負担の増加・心筋不全・流入障害など，左心不全の場合ととくに変わる点はありません。ただし右心不全は単独には少なく，大半は左心不全がこじれた結果，起こってきます。

　肺の血管は拡がりやすく，右室は普通 25 mm くらいの圧力を出すだけで，血液を左心系に送り込むことができます。ところが左心不全で肺うっ血を生じ，肺静脈圧が 15 mm から，ときに 30 mm を超すようになると，この圧に打ち勝つため右室はより高い圧力で血液を拍出しなければなりません。すなわち圧負荷がかかるようになります。

　このような状態が続きますと，肺動脈自体にもいろいろな変化がおこり，血液はさらに流れにくくなり，肺高血圧が進行していきます。右室は拡張し，また肥厚することで対応しますが，やがて限界に達して右房や大静脈にうっ血が拡がります。

　また肺高血圧により肺動脈が拡張して，拡張期に肺動脈弁から右室に血液が逆流したり，右室拡張の結果，三尖弁閉鎖不全を併発することも珍しくありません。この場合は圧負荷に容量負荷がプラスされるわけですから，右心不全はいちだんとひどくなります。

　左室と右室は，心臓という一軒の家に住む夫婦のようなものです。ご主人が病気になり，家計を助けるため働きに出た奥さんまでが過労のためダウン，というのが，普通にみられる左心不全と右心不全の関係です。

肺疾患，先天性心疾患では直接

　しかし，右室にだけ負担がかかって右心不全をおこすこともないわけではありません。咳や痰が多くて息切れのくる慢性閉塞性肺疾患，広汎な肺結核，肺動脈のつまる肺血栓塞栓症，はっきりした原因なしに肺動脈圧が上昇する原発性肺高血圧症，高度の肥満や胸郭の変形など，肺や肺の周囲に病気があると，肺動脈の抵抗が高まり，右室に負担がかかっ

て，やがて右心不全に至ることがまれではありません。これら肺の病気がもとでおこる心臓病を肺性心といいます。

　また右室の出口が生まれつき狭い肺動脈狭窄症では右室に圧負荷が，また心房や心室の中隔欠損ではこれに容量負荷が加わって右心不全をおこします。ただし心室中隔欠損は左室にも負荷がかかりますから，純粋の右心不全ではありません。もちろん左心不全から右室不全を続発するのとは趣が違います。これは欠損口を通して両方の心室機能が並行的に変化するからで，電気回路にたとえると，前者が直列，後者は並列といったところです。

右心不全の症状

肝臓，腎臓にうっ血がおこると

　右心不全によってもっとも大きな影響をうけるのが肝臓です。

　肝臓は横隔膜を隔てて心臓の右下にあり，肝静脈は右房のすぐ下で下大静脈に流れ込むという位置関係にあります。ですから右心不全になると肝臓の内の静脈圧も高くなり，肝細胞を圧迫し，肝臓自体も腫れ上がります。するとみぞおちから右上腹部にかけて張ったように痛みます。ときには脈を打つように感じることがありますが，これは右室がひどく拡張して三尖弁の締まりが悪くなり，逆流を生じた証拠です。

　胃や腸の大部分を灌流した静脈血は，一旦集まって門脈となり，肝臓に入って再び毛細血管に分かれ，消化管で吸収された栄養の処理が行われます。肝臓にうっ血がおこると，このような肝臓の機能が障害されるとともに，門脈の流れも悪くなり，消化管にもうっ血症状が現われて，消化吸収が妨げられるに至ります。その結果，全身の栄養が悪くなり，ことに血液中のたんぱく質が減ってきます。

　うっ血の影響は肝臓や胃腸だけでなく，腎臓にも及び，尿量が減り，尿にたんぱくが出たりします。心拍出量が減ると，まっ先に血液の配給

を減らされるのが腎臓だということは前にも話しましたが，心不全では腎臓は両面から痛めつけられるわけです。このため水やナトリウムの排泄はさらに減り，循環血液量の増加からうっ血はいっそうひどくなるという悪循環に陥ります。ただし腎臓の機能には十分な余裕がありますから，心不全で腎機能が低下しても，尿毒症をおこしてくるようなことは，もともと腎臓が悪くない限りまずありません。

むくみと心不全の関係

　むくみも右心不全によくみられる症状です。静脈圧が高まる結果，壁の薄い毛細血管から血漿が滲み出るのが主な原因ですが，血液中のたんぱく質が減るため水分を血管内に引き止めておく力が弱まること，心拍出量が減ったため組織が酸素不足になって血管壁から水分がもれやすくなること，なども関係します。

　心臓性のむくみは重力の影響をうけるので，立っている人では下半身，とくにすねや足の甲に，臥床している人では腿の下面や腰から背中によく出ます。

　むくみは目に見えるので気になるものですが，左心不全のときの肺水腫ほどの急な危険はありません。問題はむしろ外から見えない体腔に水が溜まることです。

　X線ですぐわかるせいもありますが，もっともよく溜まるのは胸腔です。右心不全はたいてい左心不全に続発しますから，肺うっ血プラス全身のうっ血でそれだけ起こりやすいのでしょう。胸水は大量に溜まれば，当然呼吸機能に悪影響を及ぼします。超音波検査が普及してからは，心臓を包む心膜腔にもしばしば水の溜まっているのが見つかるようになりました。限度を超せばうっ血を助長します。心不全による腹水はそう多いものではありません。

　外から見える静脈が怒張するのは右心不全の症状の1つですが，心臓との位置的関係で変わりますから注意が必要です。上半身を起こした状

態で頸の静脈が太くはっきり見えたり，腕を肩の高さまで挙げても手背の静脈が浮び上がるようなら，一応右心不全があるとみてよいでしょう。

鼻血や皮膚の変色も

右心不全の長く続いた人では，毛細血管のうっ血で皮膚，とくに頬や下腿が雪焼けのように赤黒くなったり，唇や爪の色が紫色がかることがあります。鼻血もときたまみられ，ただの鼻血にくらべ，右心不全からきたものは止まりにくい傾向があります。肝障害によって血液の凝固に必要な成分が不足するからです。いうまでもありませんが，この鼻血は上半身を起こしてうっ血を除かないと止まりません。

右室が弱れば，血液の肺への押し込みも減り，激しい左心不全はおこりにくくなります。反面，うっ血は全身に広まって栄養状態は一段と悪化することになるのです。

心不全と家庭生活

どのくらい動いてもよいか

心臓病のように，概して慢性的な病気では，治療に占める家庭療養の役割はきわめて大きいといえます。医師がどんなによい治療をしても，仕事に無理があったり，食事が適切でなければ，よい結果は期待できません。

ことに心不全は，多くの心臓病に共通した，しかも一般的にはやや進んだ状態のとき現われる症状ですから，その管理の上手，下手は寿命に大きく影響します。

慢性心不全の症状はうっ血が主体です。これは弱った心臓に，その持っている力以上の負担をかけ続けると，自律神経系や内分泌系に影響して全身にナトリウムや水が溜まり，血液が水増しされたようになって，肺や全身の静脈に血液がうっ滞したものです。ですから心臓の負担を軽くすること，食塩を摂りすぎないことが養生のポイントになります。

からだを動かせば全身の酸素消費が高まるので，心拍出量を増やす必要が生じます。ストレスや食塩の摂りすぎで血圧が高くなると，心臓は力強く収縮しなければなりません。これらはいずれも心臓の負担を増しますから，故障を持つ心臓には重荷になる心配があります。

それではどのくらいまでならよいかというと，それが各人各様ですから一率に決めるわけにはいきません。年齢や心不全の原因になった病気の種類などで変わりますが，自覚症状の強弱によって負担の量を加減するのが実際上便利な点が多いので，広く用いられています。

NYHA 分類を目安に

具体的にはニューヨーク心臓協会（NYHA）が 1964 年に決めた心臓の機能分類というのを用います。すでに 40 年ぐらいを経た古い分類ですが，現在でもわが国で身体障害者認定など普遍的な基準として広く使われているものです。

Ⅰ度：心臓病はあるけれども，日常の生活動作ではひどい疲れ，どうき，息切れ，狭心痛はない。

この場合は心不全ではありませんから，日常生活では何をしても結構です。海水浴・軽いハイキング・ゴルフ・休みながらのソフトボールやボウリングなどのスポーツも差支えありません。ただし競泳・登山・マラソン・対抗競技などの激しい運動は避けます。

職業は激しい肉体労働や長時間の屋外作業以外なら，たいていの仕事は大丈夫です。もちろん年 2 回くらいの定期検査は欠かせません。妊娠も OK ですが，原因疾患によっては急に心不全が出現することもありますから，体調の微妙な変化にはいつも気をつけていないといけません。身体障害の認定は 4 度に当ります。

Ⅱ度：身障者としては 3 度です。静かにしていれば何ともないが，日常の生活動作くらいでも，動けば疲れ，どうき，息切れ，狭心痛が現われる。

静臥を1.0とした場合のエネルギー消費率

基本的な動作			仕事		
	静 臥	1.0		事 務	1.5
	静 坐	1.2		ラジオ組み立て	2.2
	起 立	1.4		自動車運転	2.5
	坐 位	1.4		農 業	4.0
	歩 行（4 km/時）	3.5		道路工夫	5.0
日常生活				自転車運転	5.0
	着 衣	2.3		大 工	6.0
	洗 面	2.5		水くみ運搬	6.0
	洗 濯	3.0		土 掘 り	8.0
	掃 除	3.2	スポーツ	ゴ ル フ	4.0
	床みがき	3.8		テ ニ ス	6.0
	草 と り	3.8		フットボール	8.0
	ふとん片づけ	5.0		水 泳	10.0以上
	階段を上る	6.0		ス キ ー	10.0以上
				登山（10kg 負荷）	10.0以上

　心不全としては軽症～中等症です。職業は屋内の軽作業とか事務的な仕事に止めるべきです。家事労働も控え目にしてください。スポーツは医師と相談しながらということになりましょう。

　なお参考までに静臥時を1.0とした際のエネルギー消費率の表を掲げておきます。Ⅰ度の人は原則として4.0以下，Ⅱ度は3.0以下に体動を制限します。ただし3分ぐらいの短時間ならそれぞれ6.0，4.0までまず心配ありません。

　Ⅲ度：安静時には症状はありませんが，ちょっと動けばすぐ心不全症状や狭心痛がおこる。

　中等症ないしやや重症です。職業につくのは通勤事情もありますが，まず不可能で，せいぜい自宅でできる事務や編物程度でしょう。エネルギー消費率でいえば1.5以下にすべきです。日常生活の動作も身の廻りのことだけにし，入浴も控え目にしてください。できれば入院して治療を受けた方がよいでしょう。身障者として最重症の1度ということになります。

Ⅳ度：静かにしていても苦しく，自分では何もできません。もし何かしようとすると症状は急激に悪化する。

　入院すべきです。できない場合は厳しい安静を守り，大小便も原則として寝床の上でとります。苦しいときはふとんを積んで寄りかかり，ベッドなら頭の方にレンガを2，3枚入れて上半身を高くすると楽です。面会は近親者に限ります。テレビもいけません。

　この分類は常時多少とも肺うっ血のある僧帽弁狭窄症の人を主な対象としたものです。心不全の突発しやすい大動脈弁膜症や虚血性心疾患の方はⅠ度ずつ重く考えた方が無難です。たとえば，ときたま夜間胸苦しくなるくらいで日中はとくに症状がない場合でも，Ⅱ度なみの用心をするといった具合です。ことに心筋梗塞発作から日の浅いうちは個人差も大きいので，医師の指示を忠実に守らないと危ないことがあります。

心不全の運動療法

　20年くらい前までは，心不全には安静が第一とされてきました。たしかに急性心不全では安静をとらざるを得ませんし，慢性心不全でも増悪時はまず安静が大切です。しかし昨今寝たきりで長生きしても仕方がない，楽しく過してこそ人生だと考える人が多くなり，QOLすなわち生活の質の向上が心不全治療の目標となりました。その基礎となるのが運動療法です。適切な運動は心不全悪化による再入院を減らし寿命も延長することが次第に明らかになったのです。

　運動が何故心不全患者のQOLに好結果をもたらすのか，心臓自体の機能改善はあっても僅かです。体を動かすのに用いられる骨格筋の酸素利用効率が良くなること，収縮し勝ちな細い動脈や毛細血管の緊張が弛み，血液が流れやすくなること，などが主な理由です。ごくぬるいお風呂にゆっくりつかるのも血流を良くする点で同様な効果があります。運動中は脈拍が増え，血圧も上り交感神経が緊張状態になりますが，休んでいると反動で副交感神経が優勢となり，心臓を休ませる方向に傾くの

も有効な一面です。

　しかし心不全でなくても，心臓病の方がやみくもに運動することは前にも話したようにさまざまな危険が予測されます。急性期，増悪期はもちろんですが，そうでなくても重い僧帽弁狭窄や大動脈弁狭窄，ある種の心筋症など，弾力的に心拍出量を増やせない方，運動やストレスで不整脈の出やすい方は要注意です，運動によってかえって脈拍が減り血圧の下る方は特に危険です。

　このため運動療法を始めるに当っては，どのくらいの運動なら安全かを決める必要があります。私共は種々の検査で心臓の状態を把握した上，心拍数，血圧，心電図，必要によっては心拍出量を測りながら運動をして頂き，患者さん一人ひとりに合った運動の仕方を決めております。薬の処方箋と同じくオーダーメイドですから運動処方といいます。モニターの関係から運動は動くベルトの上を歩くトレッドミルか固定した自転車を漕ぐバイシクルエルゴメーターを用いるのが普通です。

　運動処方は日常生活には十分対応できますが，問題は中高年者で近頃愛好者の多いジョギング，ゴルフ，登山，海外旅行などです。快適な室内での運動と違い，これらでは気温，気圧，環境変化によるストレスなどが心臓の負担を大きく変える可能性があります。気温については次に述べるので，気圧低下の影響について触れておきましょう。

　全身の組織は動脈血のヘモグロビンから酸素を貰い，代謝を営んでおります。気圧が下るとヘモグロビンの酸素が減りますので，貰い分も減ってきます。海抜1800 mに相当する気圧までなら減少はそれほどでもありませんが，さらに気圧が低下すると動脈血の酸素は急角度で減り，組織は低酸素状態になります。交感神経が緊張して脈拍が増え，血管は収縮して心臓の負担が増します。高空を飛ぶジェット機の客室内気圧が海抜1800 m以下になるよう与圧されているのも理由があるのです。海抜2000 m以上の高原に滞在したい方，ヒマラヤやアンデスを旅行したい方には必ずしもノーとはいいませんが，それなりのリスクを承知して

頂きたいと思います。

暑さ，寒さと心不全

風邪は心不全のもと

　縁起でもない話ですが，厳しい寒さが続くと，心臓病や脳卒中で亡くなる方が増えることは，新聞広告などからもうかがえます。夏の盛りにも同じような傾向がみられ，厳しい暑さ寒さが心臓病の大敵であることを教えています。

　寒いのがなぜいけないかというと，まず風邪をひきやすくなるからです。

　風邪や気管支炎など，呼吸器の炎症をきっかけにして，心不全の度が進むことがよくあります。風邪を押して無理をしたあと，起坐呼吸や心臓喘息が突発するのは珍しいことではありません。

　風邪で発熱すれば，代謝が激しくなり，全身の酸素需要も増えますから，心拍出量も増さなければなりません。

　一方，肺うっ血のあるところに炎症が加わると，肺の機能はさらに低下して酸素の取り込みが悪くなります。動脈血の酸素が減ると心筋の酸素供給も不足しがちとなり，また肺循環も妨げられます。その結果，心臓は機能低下と負担増加に狭み打ちされて，心不全が一段と悪化するのです。炎症によって心臓に有害な物質が血液中に増えるのもマイナスです。

　風邪は予防が第一です。なるべく人ごみに出ないようにし，できれば予防ワクチンを注射し，もしかかったら安静を守り，高熱が出れば解熱薬で心臓の負担を軽くしてやります。入浴はもちろん避けます。

　さらに咳痰がひどく，気管支炎や肺炎の心配があれば，抗生薬などを早めに使う必要があります。とくにお年寄りでは，熱はそれほどでなくても，肺炎をおこしていることがありますから，息づかいや唇，爪の色

にも気を配り，手遅れにならないよう注意しなければなりません。

　風邪以外にも，寒いときには血圧が上がりやすくなり，また血液中のコレステロールも高目になったりして，心臓や脳の発作をおこしやすい状況になります。とくに日本の大平洋側の冬は空気が乾燥しているうえ，暖房によってさらに湿度が下がり，血液が濃縮して血栓症なども起こりやすくなりますから，水分の補給と適度の加湿を忘れてはいけません。

心臓の負担を倍増する高温高湿

　寒さに対し，暑さの害は普通あまり強調されていませんが，夏のゴルフやマラソンでしばしば犠牲者が出ることからも判るように，心臓への悪影響という点では寒さと大差ありません。それは次のような理由からです。

　人間に限らず，哺乳類や鳥類などの恒温動物は，体温を一定の範囲に保つことが生きていく条件です。体内で発生する熱の大部分は冷却水に相当する血液によって皮膚に運ばれ，外界に発散されます。皮膚はラジエーターであり，心臓は冷却水の循環ポンプというわけです。暑くなれば冷却効率は当然低下しますから，より大量の血液を皮膚に流さなければならず，心臓の負担もその分増加することになります。

　たとえば摂氏40度，湿度86％のときには，快適な気温と湿度である22度，60％のときの2.5倍の心拍出量が要求されます。そしてこれに応じ切れない心不全の患者さんでは，うつ熱がおこることになります。18〜25度の気温，40〜70％ぐらいの湿度が心臓にとってもっとも楽なのです。

　このほか，治療の内容は変わっていないのに，入院するだけで心不全が軽くなることがあります。ストレスから解放されるからでしょう。家庭内の心配ごとをなるべく患者さんの耳に入れないよう，周囲の人も気を付けてください。

食事上の注意あれこれ

食塩制限は症状によって

およそ内科的な病気で食事療法などどうでもよいというものはほとんどありませんが，心不全の場合はとくに材料にも調理にもあれこれ気を配る必要があります。

まず原則からいきましょう。食塩の制限，十分なたんぱく質・ビタミン・ミネラル，適当なエネルギーの３つがそれです。そのほか状態によっては水分を制限しなければならないこともあります。

食塩と心不全の関係は"心不全の成り立ち"の項で説明しましたが，要するに心不全では食塩のなかのナトリウムの排泄が悪くなり，うっ血を強めて悪循環的に症状を悪化させるということです。ですから食塩の制限も，症状に応じてかなりの幅があります。前に話したニューヨーク心臓協会の分類に従えば，

Ⅰ度：10〜15 g
Ⅱ度：7〜10 g
Ⅲ度：5〜7 g
Ⅳ度：5 g以下

といったところが１日に摂ってよい食塩の目安です。

人により，地方によって一概にはいえませんが，日本人は普通１日約15 gの食塩を摂っています。これを6〜7割にするには，濃いみそ汁や塩からい漬物，つくだ煮類をやめればよいでしょう。

１日量を7 gぐらいにするには，さらに副食物を全体に薄味に調理しないといけません。そしてそれ以上に制限する必要のあるときは，食塩を一切使わずに調理し，食塩は別に計って味つけをします。しょう油は5 mlを食塩1 gに換算します。

気付かずに摂るナトリウムに注意

忘れていけないのは，パン，バターはもちろん，乾めん類や種々の加

食塩含有量（食品100g中）

分類	食品名	食塩量(g)	食塩1gを含む概量	分類	食品名	食塩量(g)	食塩1gを含む概量
穀類	インスタントラーメン	5.1	約1/5個	魚介類	めざし	3.3	中2尾
	かんめん	3.8	約1/10束		ほしあじ	3.0	1/3枚
	そーめん	3.0	約小3/4束		水産加工品	2.5	かまぼこ1/9 ちくわ1/3本
	ほしそば	1.8	1/5束				
	食パン	1.2	1/5斤		はんぺん	2.0	1/2枚
	中華そば	0.8	1/2玉		いわし生ぼし	1.8	1本
	うどん	0.3	1玉	乳	プロセスチーズ	4.0	1/9箱
	ゆでそば	0.2	2.5玉				
菓子	塩せんべい	1.9	小丸15枚	佃煮・漬物	うめぼし	23.9	小1/2個
	クラッカー	1.2			こぶ佃煮	13.7	大1/2
油脂	マヨネーズ	2.5	大3		のり佃煮	10	大2/5
	バター	2.0	大4		みそづけ（だいこん）	9.7	1切
	ソフトマーガリン	1.7	大4.5		たくあん	9.5	1枚
	ピーナツバター	1.5	大5		はくさい塩づけ	4.6	1/4枚
肉	サラミソーセージ	3.9			野沢菜づけ	3.8	
	ハム・ソーセージ類	2.2〜3.0	約2枚		かぶぬかみそづけ	3.5	小1/2個
魚介類	しらすぼし	12	大1		奈良づけ	3.3	大1切
	いか塩から	10			こぶまき	3.0	大1個
	塩ざけ	8.2	中1/7切		トマトジュース	0.7	3/4カップ
	あみ佃煮	8.2		調味料	しょうゆ	18	小1
	さけくんせい	7.4	1〜2枚		減塩しょうゆ	10	大1/2
	ねりうに	7.1			淡色からみそ	10.4	大1/2
	あさり佃煮	6.6			甘みそ	5.3	大1
	たらこ	6.5			西京みそ（白）	2.4	大2
	すずこ	4.6	大1		トマトケチャップ	3.0	大2
					ウスターソース	7.6	小2.5

大→大さじ　小→小さじ

工食品にも食塩が含まれていることです。普通の食事で総計2〜3gにはなるでしょう。ですから食塩を1日7gとしたときは，自由に使えるのは4〜5gということになります。いってみれば7gというのは税込みで，手取りは4〜5gというわけです。このような点を頭に入れて，表を参考に献立を作ってください。

　近頃は体内のナトリウムを排泄させる利尿薬がいろいろできたので，

以前のように厳しい食塩制限をしなければならないケースは減りました。しかし食塩の摂りすぎは心不全以外にも，血圧を上げたり，胃の粘膜を荒らしたりするので，ふだんから薄味に慣れておくとよいでしょう。

重曹や人工調味料にもナトリウムが含まれているので注意してください。欧米には"中華料理店症候群"というのがあります。心臓の悪い人がおいしい中華料理を腹一杯食べた夜，呼吸困難をおこしたり，むくみが出たりするのだそうです。特殊なスパイスによる薬理作用という説もありますが，味をよくするため大量に使われた人工調味料がその張本人だった可能性もあります。

食塩と逆に，たんぱく質，ビタミン，ミネラルの類は気をつけてできるだけ摂らないといけません。

たんぱく質は十分に

まずたんぱく質ですが，心筋は主にたんぱく質でできており，血液中のアミノ酸でたえず補充されています。たんぱく質は消化吸収される際，アミノ酸に分解されて血液に入り，再びたんぱく質に合成されるのです。たんぱく質の摂取が減れば，心筋がやせ細るだけでなく，全身の組織の維持が困難となり，余病も起こりやすくなります。

また血液中のたんぱく質，とくにアルブミンが減ると，血液が水分を血管内に引き止めておく作用が弱まり，むくみが出やすくなります。

ですからたんぱく質は体重1kgあたり少なくとも1.2g，できれば1.5gぐらい摂りたいものです。それもアミノ酸の割合が人体のそれに近い動物性たんぱく質が望ましく，植物性たんぱく質は無駄が多くなります。

インスタント食品の落し穴―ビタミン不足

ビタミン，とくにビタミンB_1は，心筋の中で糖質や脂肪が酸化され，エネルギーを生み出す際の潤滑油の役割を果たします。

ビタミン不足が心臓にどう影響するかは，心臓脚気の例をみても明ら

かです。ビタミンの発見以前、心臓脚気は多くの人々を苦しめ、死ぬ人も少なくありませんでした。今では脚気はほとんどなくなりましたが、インスタント食品ばかり食べていると、ビタミン類の不足がおこりがちになりますから気をつけてください。

食物でカリウムを補う法

　ミネラルにはいろいろありますが、ここで問題にするのはカリウムです。カリウムが不足すると疲れやすく、また不整脈の原因にもなるからです。

　心不全でカリウムが不足がちになるのは、心拍出量減少がきっかけとなって血液中にアルドステロンが増え、これがカリウムの排泄を促進すること、たいていの利尿薬にカリウム排泄を増す性質があること、などが原因です。ですから重い心不全で大量の利尿薬を使わなければならないときは、表を参考にカリウムの補給につとめてください。オレンジジュースやバナナ、乾ブドウや乾アンズなどの干果類、脱脂粉乳をたっぷり入れたココアなど、工夫すればカリウム薬の厄介にならずに済むはずです。

エネルギーはどのくらい必要か

　心不全にどのくらいのエネルギーが必要かは一概にいえません。心不全の原因や合併症、それに重症度でも変わります。軽い心不全で、ある程度動ける人では1,500〜1,800カロリーは必要でしょう。具体的な献立例は別冊でごらん頂くつもりですが、たんぱく質60g、脂肪35g、糖質300gでだいたい1,700カロリー前後になります。

　III度、IV度の重い心不全の方は1,200カロリー見当で間に合います。この場合、たんぱく質を減らすわけにはいきませんし、脂肪もかさ張らずにカロリーを出すのに有利ですから、主にごはんやパンなどの糖質で加減します。糖質200g、脂肪30gとすると、だいたいこの数字になります。

カリウム含有量（食品 100 g 中）

食品名	K(mg)	K(mEq)*	食品名	K(mg)	K(mEq)
白　　　米	115	2.9	しいたけ(生)	160	4.1
米　ぬ　か	800	20.5	しいたけ(乾)	1870	47.9
小　麦　粉	130	3.3	た け の こ	470	12.1
大　　　麦	140	3.6	り ん ご	115	2.9
そ　ば　粉	330	8.5	み か ん	155	4.0
白　ご　ま	490	12.6	バ ナ ナ	320	8.2
大　　　豆	1360	34.9	オ レ ン ジ	165	4.2
小　　　豆	1080	27.7	干　　　柿	625	16.0
う ず ら 豆	1180	30.3	干 ぶ ど う	960	24.6
いんげん豆	1160	29.7	く　る　み	400	10.3
落　花　生	440	11.3	牛　　　乳	160	4.1
さ つ ま 芋	455	11.7	脱 脂 粉 乳	2150	55.1
じゃが芋	360	9.2	牛　　　肉	360	9.2
山　　　芋	440	11.3	豚　　　肉	250	6.4
里　　　芋	500	12.8	鯨　　　肉	140	3.6
そら豆(生)	235	6.0	ま　ぐ　ろ	450	11.5
さやえんどう	250	6.4	さ ん ま	280	7.2
グリンピース	290	7.4	ひ ら め	300	7.7
大　　　根	190	4.9	あ さ り	350	9.0
キャベツ	235	6.0	黒 砂 糖	630	16.2
長　　　葱	260	6.7	コ コ ア	1070	27.4
玉　　　葱	120	3.1	チ ー ズ	60	1.5
ほうれん草	415	10.6	バ タ ー	85	2.2
パ　セ　リ	1000	25.6	鶏　　　卵	140	3.6
き く ら げ	1170	30.0			

＊mEq というのは，mg で示した含有量を，その物質の原子量で除し，原子価を乗じたものです．診療上都合がよいので，よく用いられる単位です．なおカリウムの原子価は 1 なので mg を 39 で割ると mEq になります．

原則として水は自由

　前にも話したように，心不全では体内の水とナトリウムが増えています．心不全で入院した患者さんの体重が，1 週間で 4 kg 以上減ることは珍しくありません．これは治療によって，溜まっていた水がナトリウムと一緒に排泄されるからです．それでは心不全ではお茶も満足に飲めないのでしょうか．結論からいえば，原則としてその必要はありません．

ただし，心不全の増悪期やあとで出てくる低塩症候群の場合は，1日1ℓ以下に制限することがあります。皮肉なことにこのときはしばしば口が渇いて水が欲しくなるものです。また水分はいくら自由だといっても，これは食塩制限をしたうえでのことで，塩からいものをたくさん食べて，お茶をがぶがぶ飲んだりすると心不全が急に悪化して，心臓喘息や肺水腫をおこしたりします。

お茶にコーヒー，ビールにお酒

緑茶・紅茶・コーヒーなどの嗜好飲料にはカフェイン類が含まれています。カフェインには利尿作用とともに心臓に対する刺激作用があり，心不全には功罪相半ばするといったところがあります。一般的にはあまり神経質にならないでよいでしょうが，虚血性心疾患からきた心不全では，砂糖やミルクを入れすぎぬよう心掛けなければなりません。

アルコール類は，はっきりした心不全のあるとき，残念ながら結構とは申し上げかねます。心臓の仕事量を増しますし，心筋代謝上も不利となる可能性があるからです。ただし少量ならば，情状酌量の余地がないわけではありません。

引き立て役を上手に使って

以上が食事療法の基本ですが，心不全では肝臓や胃腸のうっ血，それに薬の副作用などで食欲の低下していることが多く，減塩食を続けていくには，ひと工夫もふた工夫もしなければなりません。

それにはどうするか。酢や香辛料をうまく使って味を引き立てるのも一法ですし，食塩を重点的に用いるのも上手なやりかたです。たとえば少量の梅干しや塩こんぶは，食塩の含有量としては1〜2gに過ぎませんが，塩気としては手応えがあり，食欲を増進させます。逆にまんべんなく味をつける汁物やまぜご飯の類は損だといえます。

また心不全では腹が張りやすいので，かさばる食物も不適当です。その点，脂肪は少量でカロリーがありますので，目立たないように使えば

有利です。具体的には献立表を参考に、いろいろ工夫してみてください。

心不全の薬物療法

ここ約20年、レニン・アンジオテンシン・アルドステロン系および交感神経と心不全の進行とが密接に関係していることが明らかになるにつれ、心不全の薬物療法も様変りの観があります。心不全といえば強心薬というのが従来の通り相場でした。しかし大半の強心薬が一時は症状を良くするが長く使うと結局は寿命を縮めることが明らかになり、現在は心臓の負担を軽くする薬、収縮力を抑える薬が主流となりました。ただし強心薬も急性心不全や慢性心不全の増悪期に危機を乗り切るため、一時的に用いられることはあります。

ジギタリス

ジギタリスというのは別名きつねの手袋とも呼ばれる高さ1m余、夏になると釣鐘状をした紅紫色の花を付ける植物のことです。その葉を乾燥し粉末状にしたものが強心薬として使われました。私が内科医になりたての頃は栽培した場所、採取時期、保存法などで効力に大きな差があり、大変使い勝手の悪いものでしたが、間もなくジゴキシンとジギトキシンという二つの薬効成分が取り出され錠剤化されて使いやすくなりました。

ジギタリスは強心作用の他、脈を減らす徐脈作用を持っています。この徐脈作用が長期間用いられる唯一の強心薬として生残った理由なのでしょう。とくに僧帽弁狭窄症で頻拍性の心房細動——心房細動については第4話不整脈で述べます——には霊験あらたかなものがあります。

ジギタリスの特徴のひとつに体外へ排泄されにくいという点があります。血液中の濃度が半分になる半減期がジゴキシンで30時間、ジギトキシンでは6日間かかります。一方ジギタリスといえばすぐ中毒といわれるくらい副作用も多く、大半は吐き気などの消化器症状ですが、なか

には生命を脅かすものもあります。とくに近頃は虚血性心疾患や特発性心筋症など，ジギタリスで危険な不整脈を起こしやすい方，排泄が遅れ勝ちな高齢者が増えてきて，出番が減ってきました。しかし特有な作用を持つ古典薬として心不全治療に欠かせないものと私は考えております。

利尿薬の効き方

　ジギタリスが心筋の収縮力を強め，脈拍を調節して心臓のポンプとしての能率を高めるのに対し，利尿薬は体内に溜まったナトリウムや水を排泄し，心臓の負担を軽くすると同時に肺や肝臓のうっ血を取り去り，心不全による症状を改善する作用があります。

　利尿薬は近年目覚ましい発達を遂げ，強力なもの，穏やかなもの，速効性のもの，持続性のあるものなど，種類も豊富になりました。しかしその効き方は基本的には大同小異です。つまり腎臓の尿細管でナトリウムが再吸収されるのを妨げ，水と一緒に体外に出て行くようにするのです。

　ただし細かな点になると，ナトリウムと一緒にカリウムも排泄させるもの，逆にカリウムの排泄を抑えるものなどの相違がみられます。医師は病状に応じ性質の違う利尿薬を組み合わせ，欠点をカバーするようにして用います。

　以下に主なものを挙げてみましょう。

ループ利尿薬

　強力かつ速効性で心不全にもっともよく使用されます，フロセミド（ラシックス®）が代表的なもので，服用後30分で効き出し，5〜6時間は続きます。急ぐときなど静脈注射しますが10分足らずで利尿があります。夕方以後に飲むと寝てから何回もトイレ通いになるので朝かせいぜい午前中に用いるのが普通です。また外出前には控えた方が良いでしょう。ただし心不全が進むと，数倍の量を服用しても目立った効果がなく，夜寝てから利尿がつくというケースもあります。横になることで腎

血流量が増えるためとされています。

　ループ利尿薬は強力ですから，時に効き過ぎもあります。大量の利尿で循環血液量が減るため血圧が下り，全身がだるくまれにはショックのようになります。また血液が濃縮されるので心房細動のある方や高齢者では血栓症も心配しなければなりません。ナトリウムと同時にカリウムも失われることが多く，だるさや不整脈の原因になり，とくにジギタリスを併用しているとその危険が多くなります。もしこのようなことが起こったら生ジュース 500 ml ぐらいをすぐ飲んでカリウムと水を補います。トマトジュースはとくに糖尿病もある方におすすめです。

　副作用については次のサイアザイド系と共通点が多いので次でまとめます。

サイアザイド系利尿薬

　それまで副作用の多い水銀利尿薬しかなかった1950年代，画期的な新薬として登場して来た薬です。腎臓での作用部位は多少違いますが，ループ利尿薬と同様に水・ナトリウム・カリウムを排泄し，むくみを去り循環血液量を減らしてうっ血を軽くします。かつては数10種もありましたが後発のループ利尿薬に押されフルイトラン®など数種が残るだけです。しかし血圧を下げる作用もあるので降圧薬としても用いられ，またループ利尿薬が効かなくなった方に併用すると再び利尿が得られるので捨てられません。

　副作用としてループ利尿薬と同様，血液中の尿酸を増やして，ときには痛風の下地を作ることと低カリウム血症があります。またサイアザイド系に限れば陽に当ったところに発疹の出る日光皮膚炎を起こす方があり，紫外線の強い5〜7月は特に要注意です。糖尿病との関連も取沙汰されております。

抗アルドステロン薬

　前に話したように心不全では副腎から分泌されるアルドステロンが増

えます。このホルモンは水とナトリウムの排泄を抑え，カリウムの排泄を促進します。また最近判って来たことですが心臓や血管の組織へ悪影響を及ぼしたり，余計な交感神経緊張を起こしたりもします。このアルドステロンの作用を阻止するための薬がスピロノラクトン（アルダクトンA®）です。

　この薬はアルドステロンと似た構造をしており，アルドステロンと競合して効果を出すため，効いて来るのに数日かかります。また止めても数日は作用が残ります。利尿はあまり強くないので普通ループ利尿薬と併用します。ループ利尿薬で排泄が増すカリウムを保持するので，緩急，長短相補うので好都合です。副作用として一番問題なのは男性の場合，10人か20人に1人の割合で乳房が大きくなる"女性化乳房"になることです。中止すれば2～3ヵ月で元に戻りますが，やはり使い続けるわけには参りません。

アンジオテンシン転換酵素（ACE）阻害薬と
　　アンジオテンシン受容体拮抗薬（ARB）

　難しそうな名前で恐縮ですが心不全を予防したり，進行を防ぐのに不可欠の薬です。

　レニン・アンジオテンシン・アルドステロン系の活性化が心不全の成り立ちに深くかかわっていることは前に話しました。このうちアルドステロンについては利尿薬の項で述べましたが，その前の段階に作用するのがACE阻害薬とARBです。肝臓で作られたアンジオテンシノーゲンは腎臓から出るレニンの酵素作用でアンジオテンシンⅠになり，さらに血管壁などにある別の酵素でアンジオテンシンⅡに転換され血管を収縮させたりします。この転換酵素を阻害し，アンジオテンシンⅡを減らすのがACE阻害薬です。ARBは血管壁の細胞などにあるアンジオテンシンⅡ受容体に作用してその作用をブロックする薬です。受容体を錠とすると，ここに細工をして鍵であるアンジオテンシンⅡが差し込め

なくなるようにするのです。

20年ほど前，ACE阻害薬を使い始めた私共は，その効果に驚きました。

この薬が単に血圧を下げて心臓の負担を減らすだけではないなという感じがしたのです。この印象は後にアンジオテンシンIIが心筋のリモデリング——心筋が線維化して固くなり収縮力も低下する——を起こすのをACE阻害薬が防ぐからだという事実で裏付けられました。ACE阻害薬は後から世に出たARBとともに，心不全治療の基礎になる薬と思われます。

ACE阻害薬，ARBとも主に降圧薬として使われるので多くの種類が発売されておりますが，心不全に対し健康保険で認められているのはエナラプリルとリシノプリルで，それぞれレニベース®，ゼストリル®が代表的なものですが，ACE阻害薬であれば作用はほぼ同じなので商品名にこだわることはありません。ARBは発売からまだ5年ほどですが，ロサルタン（ニューロタン®），カンデサルタン（ブロプレス®）がよく用いられます。

副作用としては重いものはまれで安心して使える薬ですが，ACE阻害薬には数人に1人くらい咳が出ることがあります。この場合はARBに変えることで解決します。ただしACE阻害薬による咳は高齢者の誤嚥を防ぐ効果があるともいわれています。ACE阻害薬，ARBは他の心不全薬とも併用することが多く，必要があればACE阻害薬とARBを一緒に使うこともあります。作用する場所が違うので，それなりの効果が期待されます。

β（ベータ）遮断薬

心不全では交感神経が亢進して心拍数を増し心筋の収縮力を強めて心機能を支えますが，長く続けば結局心臓はくたびれ果てて心不全が進行することは前に話しました。このいき過ぎた交感神経の作用が心筋に及

ばないよう受容体でブロックするのがβ遮断薬です。拮抗薬といったり遮断薬といったりまぎらわしいですが，作用の仕方が違うので勘弁して下さい。

　β遮断薬は心拍数を減らし，心筋収縮力を弱めますから心臓のポンプ機能は低下します。いわば強心薬に対する弱心薬です。20年あまり前，β遮断薬をはじめて心不全に使ったのは北欧の医師でした。心不全に弱心薬というそれまでの常識を覆す治療法ですから皆半信半疑でしたが，やがて心不全の進行を遅らせ寿命を延ばすことが明らかになって，世界に広まりました。徐脈化と収縮力低下で心筋を休めるとともに酸素消費量を減らすこと，心不全でしばしば命取りともなる不整脈を予防すること，レニンの分泌を減らすことなどが効く理由とされています。

　しかしなにぶん弱心薬ですから使い方は大変難しく，利尿薬やACE阻害薬などだけではコントロール困難な心不全の患者さんに，入院した上で用います。ごく少量から始め一時的な心不全の悪化がないか見極めながら徐々に増量して最適の用量を決めるのです。そのようなわけで2002年になってようやく心不全に対するβ遮断薬の使用が健康保険の適用になりました。

　β遮断薬には作用の相違から沢山の種類があります。末梢血管を弛めて血液駆出の抵抗を減らすα遮断作用，心臓に働く$β_1$以外に$β_2$も一緒に遮断して気管支喘息を起こすおそれのあるもの，弱いながら遮断薬自身に交感神経刺激作用のあるものなどです。心不全にはα受容体は遮断するが他の作用のないものが適していて，現在カルベジロール（アーチスト®）が専ら用いられます。

　以上，主に慢性心不全の治療薬について説明しました。ジギタリス以外の強心薬としては急性心不全に用いられるものはありますが，長期の使用はマイナスになることが多いようです。α遮断薬や他の降圧薬も血液駆出の抵抗を減らすので効果はありますが，しばしば頻脈を伴うのでβ遮断薬には及びません。将来的には遺伝子を操作して心筋を再生させ

る治療などが登場することでしょう。
　なお機械による循環補助については第一話のCCUのところで話したので省略します。

第四話　不整脈のいろいろ

　普通，心臓病の症状というと，どうき，息切れ，むくみ，胸痛などが挙げられます。このうち，息切れ，むくみが心不全を，胸痛は心筋虚血を代表する症状だということを，第一話から通してお読みの方は，すでにご承知のはずです。
　そこでここでは，どういうときに"どうき"を感じるのか，どうきと不整脈の関係，不整脈にはどんな種類のものがあるか，といったことをお話します。そして最後に，重い不整脈の発作で風前の灯となった生命を助ける，緊急蘇生法について触れるつもりです。

どうきと不整脈

どうきには 3 種類ある
　どうきを感じる場合は，だいたい 3 つに分けられます。
　第一は静かにしているのにどうきを感じる場合です。このとき，"どきんどきん"というリズムに乱れがなく，脈拍も 1 分間に 50 から 80 くらいであれば，これはまず心配のないどうきです。あなたがたぶん敏感なので，普通の人なら感じない自分の心臓の拍動に気付いただけのことです。ほかのことで気をまぎらせば，そのうちに忘れてしまうでしょう。
　どうきを感じる第二は，心臓が大きく拍動したり，早いリズムで拍動する場合です。だれでも激しい運動をすればどうきがしますが，これは急増した全身の酸素消費量を補うため，心拍出量が増えるからです。
　心拍出量を増やすには，1 回の拍動でなるべくたくさんの血液を拍出するとともに，脈拍数も増やさなければなりません。これがどうきとして感じとれるのです。とくにふだんあまり運動しない人や，心臓の弱った人では，一回拍出量を増やすことが難しいので，脈拍数を増加させ

ことでカバーしようとします。したがって，ちょっと動いただけでもどうきを感じやすくなります。

　貧血のときは，血液が水増しされた状態にありますから，同じ量の酸素を送るのに大量の血液が必要です。バセドウ病ともいわれる甲状腺機能亢進症では代謝が亢進し，安静時でも大量の酸素を消費しますので，やはり心拍出量が増えます。したがってこれらの病気があると，別に心臓に故障がなくてもどうきがします。

　そして第三の場合が不整脈によるどうきです。

自分で脈をみよう

　脈が乱れれば，1回の収縮で拍出される血液量も変動し，ときには空打ちとなって血液がまったく拍出されないこともおこります。このとき，脈をみていると1回抜けているはずです。脈が欠滞するというのは，たいていはこの空打ちです。そして同時に，あなたは心臓がおどるような，あるいはつまずいたような感じを受けるでしょう。欠滞に至らないまでも，脈が不揃いになれば，どうきを感ずるのが普通です。

　ここでちょっと寄り道をして，自分で脈をみる方法を伝授しましょう。それにはわけがあります。

　不整脈を診断するには，そのときに診察し，心電図をとる必要があります。ところが不整脈の出方はしばしば発作的，断続的で，たまたま病院に行ったときおこれば診断できますが，そうでないと入院して不整脈が始まるのを待たなければなりません。第六話でくわしく述べるように，近頃はメモリーに長時間の心電図を記録し，あとから分析して不整脈などを診断する装置も普及しましたが，いつでもどこでもできるものではありません。運が悪ければあとの祭ということだってあります。

　もし自分で脈拍が調べられたら，そして脈拍数，欠滞の有無，乱れ方，始まり終りは急なのかあるいは徐々なのか，などが判れば不整脈の種類や性質，急を要する不整脈か否かの見当がある程度つけられます。

脈の触れ方

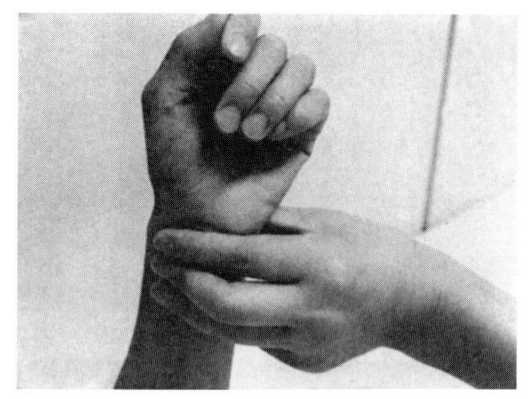

脈は普通，手首の拇指側で測ります

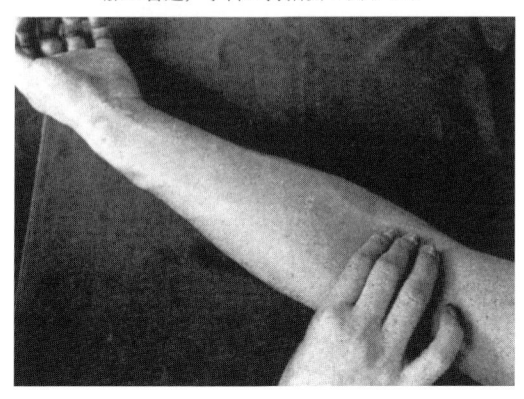

手首でわかりにくいときは，肘の小指側によく触れるところがあります。ここは血圧を測るとき，聴診器を当てる場所でもあります。

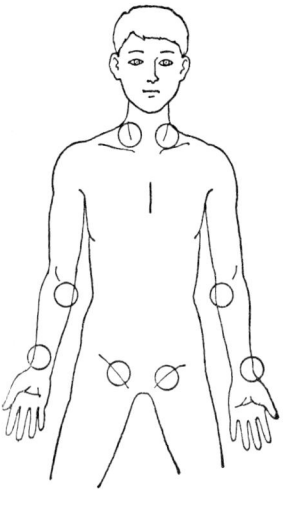

　脈は，動脈がからだの表面に近づいたところを探ればわかります。四肢では一般に関節の屈側で動脈が触れやすくなりますが，普通は手首の親指側でみます。ここでわかりにくければ，面倒でも袖をたくし上げ，肘をピンと伸ばした上で関節の小指側を探してみてください。よく拍動する場所があるはずです。参考までに脈の触れやすい場所を示しておきましょう。大腿の付け根にもしるしがありますが，ここは心原性ショッ

クで血圧が低下し，ほかで脈が触れないときに調べる場所です。

心臓の命令系統

洞結節は社長さん

　あなたは，心臓がどのようなしくみで，たとえぐっすり寝込んだ真夜中でも，リズミカルに拍動するのか，考えたことはありませんか。考えすぎて不眠症になっても困りますから，これからそのしくみを説明しましょう。少々こみ入った話になるかもかれませんが，不整脈を理解するうえでこの点についての知識は欠かせませんので，しばらく付き合ってください。

　心臓移植が可能なのは，切り出され，他人のからだに植えられた心臓に，自分だけで拍動するしくみがそなわっているからです。骨格筋のように，運動神経の命令がなければ収縮しないというのなら，植え込まれた心臓は静止したままになるでしょう。

　それでは，このしくみが心臓のどこにあるのかと申しますと，極端な話，それは心臓の至るところにあるということになります。しかし正常な状態で心臓にリズムカルな活動をおこさせる源，すなわちペースメーカーの所在地は右房上部です。ここには洞結節と呼ばれる特殊な心筋細胞の集まりがあって，周期的に電気的な変動を生じ，その刺激が心房から心室へと伝わって，血液が拍出されるわけです。

　洞結節は，いうなれば心臓という名の会社の社長さんです。

心臓と自律神経

　洞結節が自発的に刺激を発生するのは，細胞膜に特殊な性質があるためですが，この問題にあまり深入りすると話が長くなりますので，ここでは脈拍数の変動するしくみを説明しましょう。

　熱が出ると脈が早くなります。運動をしても同じです。発熱や運動では，全身の酸素需要が高まります。体内でぶどう糖や脂肪が酸化され，

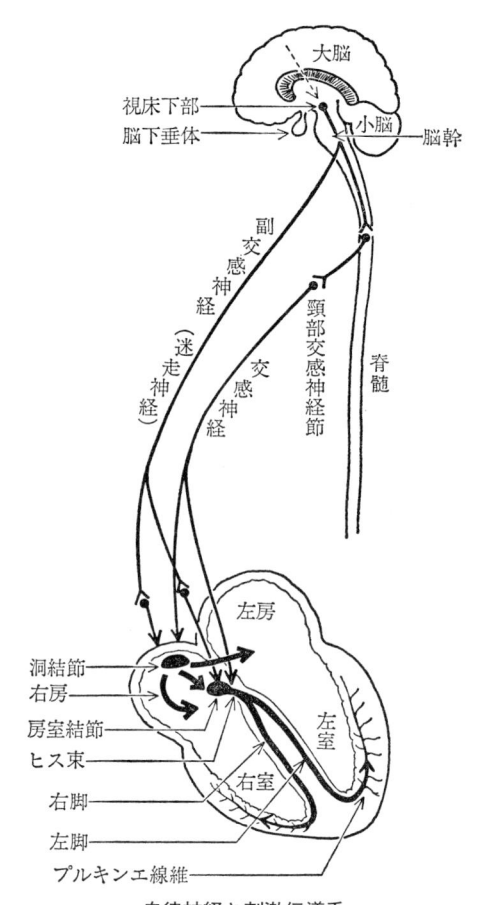

自律神経と刺激伝導系

視床下部にある自律神経の中枢からは，交感神経と副交感神経が出て，その枝は洞結節をはじめとして，房室結節その他心臓の各所に分布している。

洞結節は自律神経の影響を受けながらも，独立に周期的刺激を発生し，この刺激は左右の心房に広がり，房室結節を経て心室に入る。心室に入った刺激はヒス束を下り，左右の脚を通ってプルキンエ線維に達し，左右の心室を収縮させる。

その結果生じたもろもろの化学物質によって血液の成分に微妙な変化がおこり，それが神経系にキャッチされて，脈が早くなるのです。血圧も脈拍数に影響します。ある種の薬を使って血圧を急に上げると，脈が減ります。
　インドのヨーガでは意志の力で脈を減らすこともできるそうですが，普通このような脈拍数の増減は，無意識のうちに行われます。それは自律神経のはたらきによるからです。
　自律神経というのは，内臓・血管・皮膚などに張りめぐらされた神経網で，その中枢は脳の奥底にある視床下部というところにあります。これらの器管からのさまざまの情報は自律神経中枢に集められて総合され，その器管だけでなく，関連するほかの臓器にも折り返し指令が出されます。
　こうして人間をはじめとする高等な動物は，脈拍数や血圧だけでなく，呼吸・体温・消化・代謝などを，外部環境の変動にかかわらず，一定の範囲に保つことができるのです。
　自律神経には交感神経と副交換神経があります。前者は活動をさかんにするはたらきがあって，主として昼間をリードし，後者は休息をもたらし，夜間の主役です。もっとも両者の役割ははっきり分離されているわけではなく，興奮の度合もたえず変化してバランスを保っています。混んだ道を走る車が，右や左にハンドルを切り，ブレーキとアクセルを踏み分けながら，目的地に向うのに似ています。
　交感神経が興奮すると脈拍数が増え，血圧が上がり，心筋の収縮が亢進し，心筋の酸素消費量が増えます。反対に副交感神経が強く興奮すると脈は減り，血圧は下がり，条件によっては房室ブロックが起こったりします。このような自律神経の心臓や血管に対する反応は，しかし一律なものでなく，人によりときによりかなり変動し，一筋縄ではいきません。

人前で胸がどきどきするわけ

　実際に心臓の活動が高まるとき，無意識のうちに脈が早くなり，どうきのするわけはこれでおわかりいただけたと思います。

　ところが，心臓にこれといった負担がかかっていないのに，脈が早くなったりどうきがしたりすることがあります。競走や競泳のスタートラインに並んだとき，大勢の人の前でしゃべらなければならないとき，このようなことがしばしば経験されます。

　これは大脳が視床下部を刺激し，主として交感神経を興奮させるからです。大脳はきたるべき事態を予想し，心臓をウォームアップしておくのです。しかし現代の日常生活で，心臓の負担が現実に急増することはそうざらにはありません。ですから大脳は多くの場合，いたずらに心臓を興奮させるだけに終ってしまいます。

　前に洞結節を会社の社長にたとえました。社長さんはいつも同じ調子で，工場へ生産命令を出しているのではありません。注文の状況，在庫の量，景気の動向などをみながら生産を控えたり，逆に工場にハッパをかけたりして，会社を運営します。そうでもしないと会社の発展はおろか，運が悪いと倒産の憂き目にも合いかねません。

　洞結節も，自律神経の助けをかりて，全身に必要にして十分な血液を送るべく，手綱を締めたり緩めたりしながら，心臓を効率よくはたらかせます。

　しかし経済官庁や業界上層部の見通しの誤りによって，たいへんな迷惑をうける企業があるのと同様に，大脳の余計な口出しや，自律神経中枢の不安定のため，心臓が振り廻されることも少なくありません。良い会社がりっぱな社長を戴くように，安定した自律神経としっかりした洞結節は，心臓のスムーズな活動に欠かせないものです。

房室結節の役目

　さて，洞結節で生じた電気的変動は，心房筋を次々と刺激し，収縮さ

せながら，心房と心室との境にある房室結節に達します。刺激が心房を伝わっていくのは，従来，水面に一石を投じたときの波紋のように広がるとされていましたが，現在ではいくつかの通りやすいルートを通っていくと考えられています。どこでも歩ける草原でも，自然と踏跡ができ，人はもっぱらこれを利用するようなものでしょう。

房室結節に入った刺激は，0.1秒あまり足踏みします。一見無駄なようですが，この時間は心室が心房の収縮を効果的に利用するのに必要な間合いで，これによって心臓のポンプとしての効率が高められるのです。

房室結節にはそのほか，関所の役目もあります。つまり心房が異常に興奮し，刺激がめったやたら房室結節に殺到してもこれを整理し，ふるい分けて心室に伝えるのです。もし房室結節がなければ心室の方もたちまち異常興奮に巻き込まれ，心臓のポンプ機能は事実上ストップしてしまう恐れがあります。

先ほどの続きで会社にたとえると，房室結節は企画調整室といったところです。工場の操業に無駄がないよう資材を準備したり，社長さんをさしおいて，重役たちが勝手に命令を出してきたりするのを受け止めて，工場が混乱に陥るのを未然に防ぐのです。

また房室結節自体には洞結節のような機能はありせんが，その周辺の房室接合部には，多少遅いペースながら周期的に刺激を発生する能力があり，心房からの刺激が遅れたり，途絶えたりしたとき，代わってペースメーカーとなります。企画室担当の重役とお考えいただければよいでしょう。

高速道路にあたる刺激伝導系

房室結節を経て心室に入った刺激は，普通の心筋の10倍ものスピードで刺激を伝えることのできる特殊心筋を通って，急速に左右の心室全体に拡がります。

この，いわば刺激伝導の高速道路は，料金所的存在である房室結節を

出てから心室中隔を心尖へ向かいます。ここをヒス束と呼びます。ヒス束は1cmあまり行ったところで、右室へ行く右脚と左室へ向かう左脚に分かれ、左脚はさらに前下に走る前枝と後に向かう後枝に分岐します。そしてこれらの枝の末梢はプルキンエ線維という細い線維となって普通の心筋に紛れ込んでしまうのです。

特殊心筋は刺激を伝える以外に、不十分ではありますが、自動能も持っています。万一、ヒス束で伝導が絶たれた場合、末梢の特殊心筋は、洞結節の半分くらいのペースで刺激を出し、何とか心室の活動を保つことができます。

心室が勢いよく血液を拍出するには、心筋が一定の順序で素早く収縮する必要があります。仮りに心室の刺激伝導が、心房のそれと同じやり方であるなら、拍出される血液には勢いがなく、血のめぐりの悪い人類は、他の動物との生存競争に敗れていたかもしれません。

以上が心臓の命令系統、すなわち刺激が生成され、心室に伝わり、心室筋の収縮によって血液が拍出されるに至る道程のあらましです。極端な徐脈や頻脈、脈の乱れは、この命令系統の杜絶や混乱の結果、出現します。

これから、いろいろな不整脈について、具体的な話を進めてまいりましょう。

ありふれた不整脈

どんな種類があるのか

不整脈にはトヨタや日産で作っている車のモデルくらいの種類があり、ときにはこれらがいろいろの組み合せで1人の患者さんに現われます。

不整脈をどう仕分けるかは目的によっても違いますが、普通は脈が増えるものと減るもの、あるいは不整脈の震源地が心室か心室以外かといった方法で行われます。しかし患者さんの立場からいうと、その不整脈

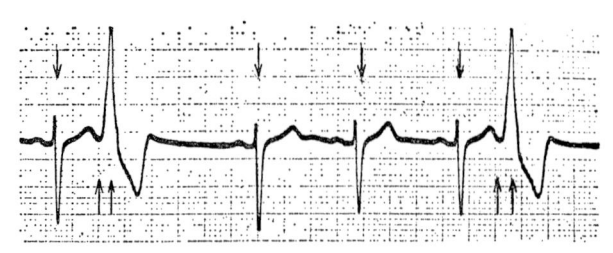

↑↑印が心室性の期外収縮です。↓印は正常の収縮で，↓と↑↑の間隔が狭いので，この場合，脈拍は多分欠滞するでしょう。

が心配なものかどうかといった点が一番気がかりなことでしょう。ですからここではこのような点に主眼を置くことにしました。

そこでまず，ありふれた不整脈，ということは繰り返しおこっても，また長く続いてもすぐ命にかかわることが無いということになりますが，その辺から話を始めることにします。

期外（早期）収縮

心臓の一部が早まって興奮するのが期外収縮です。期外などという妙な用語は外国語の直訳に由来するからで，早期収縮という方がわかりやすいかもしれません。もっともこれも，もとは英語です。

期外収縮には，早まって興奮する場所が心房あるいは房室接合部にある上室性期外収縮と，心室にある心室性期外収縮とがあります。

期外収縮がおこると胸がドキンとしたり，心臓が躍るような，つまずくような感じがします。そのとき，脈をみていると弱く触れたり，1つ抜けたりするでしょう。脈が触れるのは前の収縮からある程度の間をおいて興奮がおこった場合で，間がないと欠滞するのです。そして，その次にくる脈は強く大きく触れるはずです。

交通事情の悪いところでは，バスが続けてくることがよくおこります。このとき，後のバスにはお客があまり乗ってないことが多く，ときには途中で間引かれてしまうこともあります。そうして，その次にくるバス

は間隔が開くので，しばしば満員になります。

　期外収縮の場合も，前の収縮にあまり近いと，心室に十分血液が戻ってきていないので，心室が収縮しても血液は拍出されず，脈として触れません。とくに心房性期外収縮では，心室がまだ前の興奮から醒めていないことがあり，心室の空打ちすらおこらないことがあります。このようなときは本人にもわからないのが常です。

　期外収縮は正常な心臓でもよくおこります。酒を飲んだり，タバコを喫ったり，大食したり，あるいは夜ふとんに入ってしばらくして出るのは，ほとんどが生理的なもので心配ありません。

　ただし長い階段や坂道を登ったときなど，運動中あるいはその直後出るのは要注意です。ことに心筋梗塞にかかったことのある人では危険な不整脈の前ぶれのことがあり，運動を控える必要があります。

　そのほか，弁膜症や特発性心筋症，ジギタリス服用中の患者さんで脈が欠滞するときは，医師に相談し，場合によっては心電図で確かめておくと安心です。

心房細動と心房粗動

　心房のあちこちが，1分間に400〜500という頻度で勝手気ままに興奮するのが心房細動です。房室結節はこの興奮を適当に間引いて心室に伝えますから，心室がそのとおり収縮するわけではもちろんありませんが，いずれにしても脈はまったく規則性がなくなります。

　心房粗動は心房興奮の度合がやや少なくて250〜300くらい，心室には2〜4回に1回くらいが伝わることが多く，したがって脈にはかなりの規則性があります。たとえば心房が1分間に280回興奮し，正確に4つに1つが心室に伝わるとすると，脈は毎分70となり，心電図がないと正常と区別が難しくなります。しかしこのとき，2つに1つが心室に伝導されれば，脈は140と急増します。そして何かのはずみで，心房興奮がそのまま心室に伝えられたらたいへん，脈は200以上となり，ショ

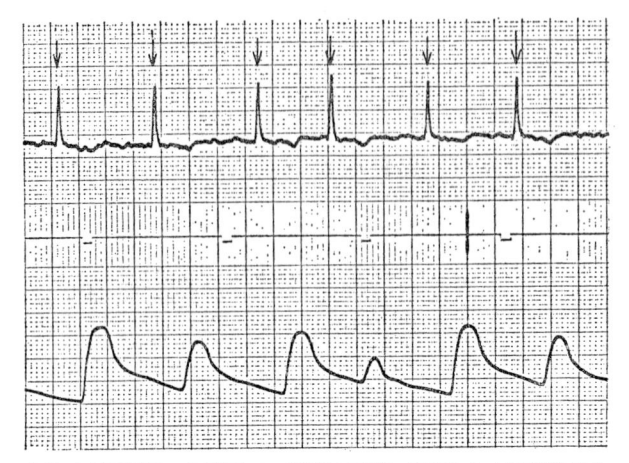

上段は心房細動の心電図で，下段は同時に記録した大腿動脈の血圧です。
心電図にみられる細かい揺れは心房細動によるものです。
↓のところから心室の収縮がおこりますが，その間隔はまったく不規則になっています。
血圧も不規則で，とくに左から4つ目のように，心室が間を置かずに収縮したときは，血圧も目立って低くなっています。

ック状態に陥ります。

　心房細動になると当然，心房のまとまった収縮はみられません。そのため心室に流入する血液がいくらか減り，心拍出量も減るおそれがあります。とくに僧帽弁狭窄症や左心不全で，心室への流入が悪くなっているとき心房細動が合併すれば，影響が強く現われます。心室へ伝わる率が高くて頻拍傾向の場合は，拡張期が短かくなりますからなおさらです。その結果，肺うっ血が強まり，起坐呼吸になったりします。

　もう1つ困ることは，心房内に血栓ができやすいことです。心房細動はもともと心房の拡張している人に多いのですが，その心房が大きく規則正しく収縮しなくなると血液がよどみ，固まって血栓を作ることがあります。この血栓がはがれて血流に乗って流れ，からだのどこでひっかかると，その先への血流がストップし，バイパスのないところだとその

部分が壊死になります。ことに脳動脈でつまると厄介で，半身不随や言語障害などがおこります。

　心房細動はいろいろ心臓病に合併しますが，とくに起こりやすいのは僧帽弁狭窄症と心房中隔欠損症です。これらの病気では，40歳くらいになると半分以上の方が心房細動になるのです。甲状腺機能亢進症が原因となることも少なくありません。

　明らかな心臓病がなく，甲状腺機能亢進症でもないのに心房細動のおこることがあり，高齢者でときどき見うけられます。年とともに増えるので，白髪にたとえられることもあるようです。

　心房粗動は細動と近い関係にあり，人によっては両方が交互に出たりすることもあります。細動と違って長続きすることはあまりなく，またほとんどがはっきりした心臓病のある人におこります。そしていずれは心房細動に変わるのが常です。

　心房細動はかつて恒久性不整脈と呼ばれました。一旦始まるとずっと続くと考えられたからです。しかし今では細動になったり正常化したり，これを繰り返しているうちに持続性となるケースも相当あることがわかっています。

　治療については別に機会を作りたいと思いますが，原因がわかっていればこれを治すことが第一です。発作性心房細動の予防にはいろいろな薬が用いられますが，どれを使うにしても，効果と副作用との兼合いが問題で，あきらめなければならない場合もないわけではありません。

上室性頻拍

　運動とか発熱など，これといった原因もないのに，脈が150前後と早く打ち出すのが頻拍症で，突然始まり，止まるのも急なことが多いので，ふつう発作性頻拍症と呼ばれます。しかし徐々に脈が早くなり，次第におさまることもあり，すべてが発作性のかたちをとるとは限りません。

　頻拍症には期外収縮と同様，心房や房室接合部が震源地になるものと，

心室が源になるものとがありますが，後者は重篤で生命の危険を伴うこともありますので，別に扱うことにします。

　上室性頻拍がおこると胸がどきどきし，血圧が下がるため手足が冷たくなり，お年寄りで動脈に硬化でもあると，一時的に脳虚血をおこして失神することもあります。多尿も特徴的な症状の1つで，発作のおさまった直後，ときには頻拍の最中にトイレに行きたくなります。第三話，心不全の成り立ちのとき話したようにこれは心房性ナトリウム利尿ペプチドが分泌されるからです。

　頻拍では心筋の酸素消費量が急増する反面，冠動脈を血液が流れやすい拡張期が短かくなり，しばしば心筋虚血がおこって，患者さんは胸の圧迫感を訴えます。とくに強い冠動脈硬化や大動脈弁膜症の方では油断できません。

　長く続けば，うっ血性心不全におこしてくることもありますが，幸い何日も続くことはめったにありません。

　頻拍を止めるにはもちろん薬も使われますが，たびたび発作をおこす人のなかには，自分で止める方法を見つけ出す人も少なくありません。たとえば息を止めて気張るとか，ネクタイやカラーをきつく締めて頸を圧迫するとか，話が少々汚くなりますが，炭酸飲料などを飲んで大きな

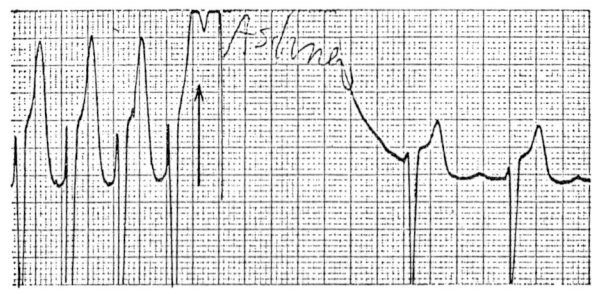

発作性上室性頻拍（左の4拍がそうです）が眼球圧迫（↑）によって正常に戻ったところです。

ゲップを出すとか，いろいろな手練手管で頻拍を治してしまいます。素人の方にはお勧めしかねますが，眼球を親指で強く圧迫して止めることもできます。

この，一見おまじないのような方法にも，実はちゃんと理由があります。こうすると，交感神経のはたらきが抑えられ，反対に副交感神経がもりたてられて，心房や房室結節での刺激の伝わり方が変わり，頻拍がおさまってしまうのです。

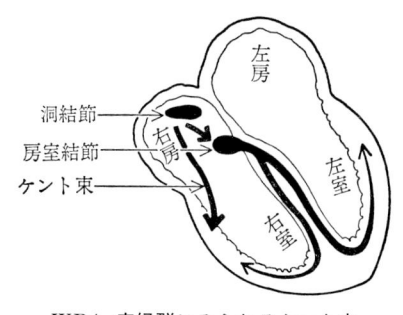

WPA 症候群にみられるケント束

WPW 症候群

この奇妙な名前の病気は，この病気を発見し，調べ上げたヴオルフ，パーキンソン，ホワイトという3人の頭文字を並べたものです。

正常では，心房から心室に刺激の伝わるルートは1本しかなく，その途中には房室結節があって，関所のような役目をしていることは前に話しました。この正規のルートのほかに，ケント束というもう1本の抜け道のあるのがWPW症候群です。

現在，ケント束のほかにも入口や出口の違ういくつかの抜け道が発見されており，これらをまとめて副伝導路症候群といいます。大部分は先天性と考えられており，1,000人に2人ぐらいはみつかる，そう珍しい病気ではありません。

WPW症候群は心電図がないと診断できません。ですから，この病気が一生涯"黙ったまま"でいてくれたら，偶然心電図でも撮らない限り，知らずに済んでしまいます。それならそれでよいのですが，困ったことに黙ったままにいてくれるのは半分以下で，過半数はいろいろな不整脈の原因になります。騒ぎだすわけです。

頻拍発作のおこるメカニズム

　もっともよくおこるのは発作性上室性頻拍です。少々こみ入った話になりますが，その理由をこれから説明します。不整脈のおこるしくみの一部を垣間見ることができると思います。もちろん先を急ぐ方は飛ばしても差支えありません。

　一般に刺激を早く伝えるルートは，一度興奮するとしばらくは刺激に応じなくなります。ケント束にはこのような性質があり，房室結節を通る正規のルートは反対の性質を持っています。新幹線は4分以上の運転間隔が必要で，通勤電車なみに2分ごとに走らせることができないのと似ています。

　洞結節を出た刺激はケント束と房室結節の双方に侵入します。ケント束に入った方は素早く心室に達しますが，入ったところは普通の心筋ですから，心室内に拡がるのは遅れます。一方，正規のルートは房室結節で手間どりますが，ヒス束に入れば10倍の早さで心室に拡がることができるので，結局，心室全体としては，1回の洞刺激に対して1回興奮するだけです。これがWPW症候群の静かなときの刺激の伝わり方です。

　ところが偶然，心房性期外収縮が出ると，厄介なことがおこります。この刺激も2つのルートに達しますが，ケント束の方は前の刺激が通った直後はその刺激に応じません。したがって心室は正規のルートを通った刺激だけで興奮します。

　これで済めばどうということはないのですが，困ったことに心室興奮の刺激が，その頃には応じる状態になっているケント束を逆行して，心房を再び興奮させるというようなことがおこるのです。こうして刺激は正規のルートを下り，ケント束を上るというかたちで，心房と心室の間をぐるぐる回りだし，脈は急に2倍以上にも早くなります。こうして発作性上室性頻拍がおこります。

　この考えを拡げると，ケント束がなくても，房室結節一帯で刺激伝導

路が機能的に分かれていれば，発作性上室性頻拍のおこる可能性が出てきます。事実 WPW 症候群でない人の頻拍発作にも，このようなメカニズムの関与している場合が多いと考えられます。

さて，逆行して心房に入った刺激が，たまたま心房興奮のある時期——これを細動受攻期といいます——に飛び込むと，心房細動が始まることがあります。

WPW 症候群に心房細動が合併すると，毎分 400〜500 回もの心房興奮が，ケント束を通って直接，心室に侵入します。もちろんケント束の不応期によって多少は制限されますが，とても房室結節のようなコントロールはできません。

したがっていちじるしい頻拍が起こり，心室の空打ちも増えてきて，心臓のポンプ機能が落ちてしまいます。また重い心室性の不整脈を誘発する心配もでてきます。

WPW 症候群などによる発作性頻拍の治療はここ 10 年余で様変りしました。発作に対しては前に話した眼球圧迫などの手技を使うか，頻拍を抑える薬を静注するなどが行われ，また予防には抗不整脈薬を服用するのが一般的でした。しかし上室性頻拍は若い人に発症することが多く，薬で予防するとなると 50 年も 60 年も服用し続けなければなりません。副作用の心配もあり，ことに若い女性では妊娠の胎児，授乳の乳児への影響が気になります。経済的負担も無視できません。

代えて登場して来たのが焼灼術です。これは静脈から電極の付いたカテーテルを心臓内に入れて頻拍の原因となる部位・伝導路を探し出し，電気的にこれを焼き切る治療法です。1982 年に初めて用いられた頃は直流通電のため成功率は低く，合併症が少なくありませんでしたが，高周波通電に変えてからは合併症は激減し，逆に成功率は 90〜95％ に上りました。今では上室性のみならず，後で出て来る心室性頻拍にも用いられ，頻拍性不整脈治療の本流となった観があります。ただしまれではありますが術後人工ペースメーカーを必要とするケースのあること，圧

倒的に数の多い心房細動と，一部の心房粗動には力の及ばない例があり薬に頼らざるを得ません。

その薬ですが，本来の抗不整脈薬だけで約10種類，β遮断薬やカルシウム拮抗薬などで不整脈にも効く薬を入れると全部で20種類ぐらいにもなります。これらを不整脈の種類，その原因となる心臓病，他の臓器の合併症，さらに患者さんの年齢や生活条件を考慮に入れ，最適のものを選んで用いますので，この本で個々の抗不整脈薬について話すことはできない相談です。そこでここでは抗不整脈薬服用に当っての一般的な注意を挙げておきましょう。

そのひとつは心臓の働きを抑える作用のあることです。心不全のところで話したように，弱心薬がいちがいに悪いとは云えませんが，不注意に使うと心不全の症状が現われたり，ひどくなったりします。

もうひとつはよりたちの悪い不整脈を誘発する催不整脈作用があることです。"角を矯めて牛を殺す"という寓話がありますが，不整脈を完全に抑え込もうとして限度以上の量を使うのは危険です。ことに重い心臓病のある方や高齢者は要注意です。

個々の抗不整脈薬にはさらに口渇，食欲減退，便秘といったありふれたものから白血球減少，肝機能障害，さらには間質性肺炎や甲状腺機能障害までさまざまのものがありますから主治医の指示を忠実に守ることがとくに大切です。

命令系統の故障

ここでは，洞結節の興奮に始った刺激が，心房・房室結節・ヒス束・右脚と左脚・プルキンエ線維を次々に興奮させる過程のどこかに故障が生じた場合の脈の乱れ，あるいは心電図に現われる変化などを話します。

順序としては洞結節から入るべきでしょうが，洞結節とその周辺，いってみれば社長室のあたりは秘密のベールに包まれているところが多く，

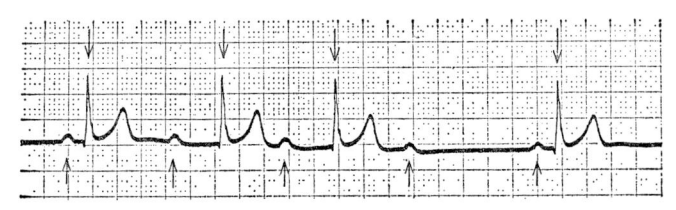

ウェンケバッハブロックの心電図。
↑は心房収縮，↓印は心室収縮のはじまりです。↑と↓の間隔が次第に延びてきて，左から4つ目の↑に続く↓はみられません。脈拍はここで欠滞します。

わかりにくい点も少なくないので後廻しにし，まず房室結節から始めます。

不完全房室ブロック

　刺激がスムーズに伝わらないのを，ブロックといいます。日本語では杜絶とか杜塞とか訳されますが，ほとんど使われておりません。

　房室ブロックとは，心房を下ってきた刺激が房室結節附近で遅れたり，一部または全部が心室へ伝わらなかったりする場合です。まったく伝わらないときを完全ブロックといい，そうでないものを不完全ブロックといいます。完全房室ブロックは重い不整脈ですから，心配な不整脈として，あとでまとめるつもりです。

　不完全房室ブロックはⅠ度とⅡ度とに分けられます。Ⅰ度というのは刺激が房室結節を通り抜けるのに，少しばかり時間が余計にかかるだけなので，脈の乱れはおこりません。ですから心電図をとってみないとわかりません。

　これに対し，Ⅱ度のときは数回に1回，刺激が伝わらず，脈が欠滞します。これに2種類あり，1つはウェンケバッハ型といって，伝導時間が次第に延び，ついに落ちてしまうもので，もう1つは伝導時間が変わらず，突然心室収縮が脱けるモビッツⅡ型です。

普通みられるのはウェンケバッハ型の方で，房室結節の炎症や血液循環の障害，あるいはジギタリスなどの薬の影響として現われます。いい遅れましたが，Ⅰ度ブロックも同じような原因でおこり，その意味でこの両者は程度の差ということもできます。

一方，モビッツⅡ型は房室結節ではなく，その末梢寄りの障害でおこるとされています。したがって本質的には別物で，完全房室ブロックへと進む恐れが少なくなく，Ⅰ度や，同じⅡ度でもウェンケバッハ型よりは警戒を要します。幸い，モビッツⅡ型はまれにしかみられません。

心電図がないとわかりにくい脚ブロック

房室結節を出て心室中隔を下るヒス束は，右脚と左脚に分かれ，左脚はさらに前枝後枝と計3本に分岐して，左右の心室に拡がっていくことは前に話しました。

脚ブロックというのは，枝分かれしてから末梢に至り，プルキンエ線維となって普通の心筋に入るルートのどこかで，伝導が悪くなった場合のことです。房室ブロックと同じく完全ブロックと不完全ブロックがありますが，完全の方が重症と限らない点は違います。

脚ブロックのなかでもっともありふれたのは，右脚ブロックです。右脚は細いうえに末梢までの距離が長く，それだけ障害を受けやすいためでしょう。

左脚の本幹は太くて短く，そのせいでしょうか，左脚ブロックは右脚ブロックの数分の1程度しかみられません。ただし左脚前枝となると右脚と似たような条件になるので，数は増えます。左脚後枝は実際上は数本に分かれているため，全部がやられることはめったになく，したがって左脚後枝だけのブロックはまれです。

脚ブロックがおこるとどうなるか。刺激は健全な脚を通って拡がり，ブロックの部分もいくらか遅れはしますが興奮します。高速道路出口の1ヵ所が閉鎖されても，他の出口から出て一般道路を走り，少し遅れて

目的地に着くようなものです。ですから，心臓機能がかなり落ちていれば別ですが，普通は脈も乱れず，これといった症状もみられません。

脚ブロックの原因はさまざまです。先天性，リウマチ熱などによる心筋炎，心筋の虚血すなわち酸欠，伝導系の老化などが原因となり，子供から老人まで，どの年齢層にもみられます。脚ブロックは一度おこると治りにくく，しかも直接それが命取りとなることも少ないので，年齢とともに増える傾向はあります。

なお不完全脚ブロックは，脚自体の障害というよりは，心室が非常に拡大し，そのため刺激の伝わるのに時間がかかると考えられるケースが多く，意味合いは多少違うところがあります。

脚が3本ともだめになってしまったら，あるいは元のヒス束が切れたら，これはただごとではありません。詳しくはあとで話します。

徐脈だけとは限らない洞不全症候群

心臓のペースメーカーである洞結節やその周辺に異常があると，いろいろな不整脈がおこりやすくなります。社長が病気がちだったり，実力がなかったりすると，会社にもめごとが絶えないのと同様です。

洞結節は，自律神経の影響を受けながらも，自発的に周期的な電気的変動を生じますが，心房や心室の興奮と違い，心電図でこれを記録することはできません。ですから洞結節あたりの異常が推定されても，それが洞結節から刺激が出ないのか，洞結節は正常でも，その刺激が伝わらない——すなわち洞房ブロックがあるのか，判然としません。

近頃は人工的に心房を刺激して，その反応から洞結節あたりの様子をうかがう方法も採られますが，誰でも，いつでもこのような方法で調べられるわけではありません。

そこで，まとめて洞不全というわけです。

さて，洞結節からの命令がこなければ，周期的な心房心室の収縮もおこらず，脈が乱れます。すると，心房以下は静止したまま次の命令を待

つということもありますが，心房の一部や房室接合部など下位中枢が臨時のペースメーカーとなって，心室を収縮させることもあります。重役クラスが社長代理をつとめるわけです。これを補充収縮といいます。

このようなことは，普通数拍に1回ぐらいの割合でおこりますが，ときには洞結節からの命令がストップしたままになることがあります。その際は下位中枢によって拍動が続けられますが，切り替えがスムーズにいかないと一時的に心拍が止まり，ふらつきやめまい，ひどいときにはあとで話すアダムス・ストークス症候群をおこしたりします。

また下位中枢は洞結節に比べて刺激の出方がスローペースで，毎分40前後のことが多く，しかも自律神経の影響をうけにくいので，たとえば運動したときなど，すばやく脈を増やしてこれに応ずるといったことが手際よくできません。重役は所詮重役で，社長のようには振舞えないのです。

洞不全ではもう1つ厄介なことがあります。それは上室性頻拍や心房細動の発作を起こしやすく，急に脈が早くなったり，乱れたりすることです。患者さんを困らせ，不安に落とし入れるのはむしろこの方で，治療も難渋することが少なくありません。

なぜこのような一見矛盾するようなことがおこるのか。詳しく話していると大変なことになりますが，ひとことでいうと，WPW症候群で頻拍発作が起こるのと，同じようなメカニズムがはたらいていることが多いと考えられています。

WPW症候群の場合は，生まれつき性質の違う正常伝導路，ケント束という2つの刺激伝導があり，刺激がこの間をぐるぐる回るとき頻拍がおこるということでした。

洞不全症候群は，洞結節や心房の炎症・変性・酸素不足などが原因でおこりますが，これらの病変によって刺激の伝わり方，応じ方の違う部分ができ，そこが中心となって刺激がぐるぐると回り，頻拍や細動をひきおこすのでしょう。ただしこれを確めようとすると，ケント束と違っ

て変化がミクロ的なので，容易ではありません。

　徐脈だけの場合の治療は比較的問題がありません。副交感神経を抑える薬，交感神経を興奮させる薬，あるいはこの両方を使って，洞結節を元気づけてやればよいからです。しかし徐脈に頻脈発作が加わると，一方を立てれば他方が悪くなる心配があり，薬による治療は思うにまかせません。

　したがって洞不全症候群は，最終的には電池ではたらく人工ペースメーカーに頼らざるを得ないことが多くなります。

重い不整脈

失神発作とアダムス・ストークス症候群

　一瞬ふらっとする，あるいは気が遠くなる，ひどい時はしばらく気を失い，てんかんのようなけいれんをおこすこともある，といった症状は，脳の機能が一時的に障害されたために生ずるもので，脳の血流が悪くなるのがその主な原因です。

　前にも話したと思いますが，からだのなかで酸素不足にもっとも弱いのが脳です。ですから何かの理由で，脳への血流がものの10秒も途絶えれば意識を失い，数分で脳は回復不能のダメージを受けるに至ります。

　過保護時代の昨今，学校で少し長く立たせておくと，子供や若者がばたばた倒れます。また長く病床に臥していた人や，高血圧で降圧薬を服用している人が急に立ち上がっても，一瞬意識を失うことがあります。

　このいわゆる脳貧血は，自律神経の機能障害で下半身に血液が溜まり，心臓に戻ってくる血液が減ったため血圧が下がり，脳への血流ががたっと減っておこる症状です。悪いのは血管で，心臓には問題はないわけですから，横にすればすぐ回復し，心配はありません。

　これに対し心臓からくる失神は，大動脈弁や左室出口の狭窄，ファロー四徴症などでもみられますが，不整脈によることも多く，急死の危険を

はらんでいるので，一刻も早くその正体をはっきりさせる必要があります。

不整脈からくる失神発作には2種類あります。

1つは発作性頻拍症，頻拍性の心房細動や房粗動などで心臓がいわば空回りの状態となり，脳への血流が不足する場合です。このときは，脳血流がゼロにはなりませんから，気を失うのは脳動脈硬化の強いお年寄りとか，極端な頻拍のある一部の人に限られます。

ところが刺激伝導路の障害で，心臓がしばらくの間，まったく静止してしまうとか，心室が局所的にピクピク収縮するだけで，事実上心臓から血液の拍出されない心室細動では，脳の血流は完全に止まってしまいます。当然失神発作は長く激しく，ときにはけいれんを伴って，てんかん様の症状をみせます。これをアダムス・ストークス症候群と呼びます。

アダムス・ストークス症候群はいつおこるか予測がつきません。ですから階段や高所，車の運転中におこれば，それだけできわめて危険ですし，幸いうまくおさまっても，繰り返しているうちに，いずれは命を失うことにもなりかねません。

極度に脈の減る完全房室ブロック

心房と心室との連絡が完全に断たれ，それぞれが勝手に興奮するのが完全房室ブロックです。心房の興奮がときたま心室に伝わる高度の房室ブロックは，厳密には不完全ブロックですが，実際上は完全房室ブロックの仲間に入ります。

完全房室ブロックの症状，あるいは対策は，刺激伝導路の心房・心室間のどこで切れたかによって変わります。

たとえば房室結節で刺激が立ち消えになった場合は，房室接合部がペースメーカーになりますから，脈拍は40以上あることが多く，激しい症状は現われません。これは，本社の重役の命令で工場が稼動するのにたとえられましょう。

もしヒス束で切れたら，事態は必ずしも楽観を許しません。切れる高さにもよりますが，このようなときはヒス束の下半分附近にペースメーカーができ，毎分35ぐらいの脈拍数になります。したがって心臓のポンプとしてのはたらきも悪くなり，ことに運動しても心拍出量を増すゆとりがなくなりますので，心不全も心配しなければなりません。しかしこの場合は本社の指令がこなくても，工場長の命令で操業しているかたちですから，心室が1回1回収縮するときの能率はさほど悪くなりません。

　いちばん困るのは，右脚・左脚前枝・左脚後枝といった分枝が全部だめになった場合です。この際は，刺激伝導系の末端のどこかが音頭を取って，やっとこ毎分30位の拍動をします。心室は順序だった収縮もできず，心臓のポンプとしてのはたらきは極度に低下してしまいます。普通の生活はとても無理で，ちょっと動くだけでも心不全をおこしたりします。

　心不全以外に，完全房室ブロックでは，アダム・ストーク症候群や急死の危険がつきものです。

　ペースメーカーが房室接合部にあるときはそうでもありませんが，ヒス束以下の場合は不安定で，しばしばサボったり，サボらないまでも，その末梢でさらにブロックがおこったりします。

　そのとき，代わりのペースメーカーがすぐ名乗りでてくればいいのですが，その間，数秒から10秒以上もかかることがあります。心室からの血液拍出は完全にストップし，アダムス・ストークス症候群をおこしたり，運が悪ければ死ぬことにもなるのです。

人工ペースメーカーの話

　このように危険な状態から抜け出すにはどうするか。薬が効けばよいのですが，さもないと，別の命令系統が必要になります。社長交代というわけで，これが人工ペースメーカーです。

人工ペースメーカーは電池で周期的に心筋を刺激し，収縮をおこさせるもので，いろいろな種類がありますが，普通に用いられるのはカテーテルペースメーカーです。これは手元に電池と制御回路などからできている本体があり，本体からは尖端の電極部以外を軟らかいプラスティックで覆った導線が出ています。

　この導線，すなわちカテーテルを末梢の静脈，たとえば鎖骨下静脈の枝から右房，右室に挿入し，本体を胸の皮下に埋め込んでしまえば，あとは周期的に心筋に刺激が送られ，左右の心室が収縮するわけです。交代した社長が電話で直接，工場へ指令するような形です。

　人工ペースメーカーはひとたび植え込むと大抵，生涯使い続けることになります。その間，電池を含む本体部分の交換が避けられませんし，人工物を入れたためのトラブルも絶無ではありません。ですから植え込む前に専門医とその必要の度合い，どの型が最適か，合併症などのトラブルなどについて納得のいくまで説明を受けることが大切です。差し迫った状況でなければ別の医師からのセカンドオピニオンがあればなお安心です。

　すでに人工ペースメーカーを植え込まれている方もいらっしゃると思いますので，やや専門的になりますが，ここで人工ペースメーカーの識別コードに触れておきたいと思います。このコードは三つのアルファベットから成り，第1文字は刺激するペーシング部位，第2文字は心臓を収縮させるその人自身から出る電気的興奮を感知するセンシング部位で，Aは心房，Vは心室を現わします。第3文字には同期T，抑制I，機能なしのOがあり，センシングに対する反応様式のことです。たとえばVATは心房の興奮を感知し，これに同期にタイミング良く心室を収縮させる型で房室ブロックに向いています。VVIというのは心室に入れた1本の導線で刺激と感知をする最も簡単なもので，もし早目に自然の心室興奮が始まれば人工ペースメーカーからの刺激は抑制されます。DDD型は心房・心室それぞれでペーシング，センシングでも，同期と

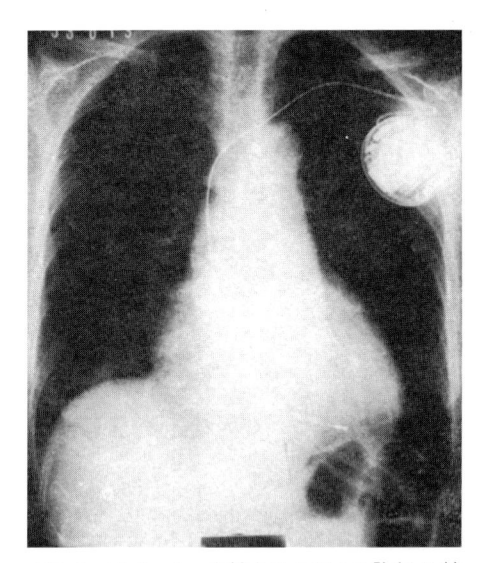

人工ペースメーカーを植え込んだ人の胸部 X 線写真。
左上胸部（図では右上）にあるのが刺激を作り出す本体です。白い線は導線を仕込んだカテーテルで，尖端が右室に深く挿入されています。

抑制が切替えられる便利なタイプですが，高価でかつ電池の消耗が早いのが欠点です。なお追加的機能があれば第 4 番目，第 5 番目に標示されますが，詳しくなり過ぎるので省きます。

　現在の人工ペースメーカーのほとんどは，プログラマーを使って外からその働きを変えられるようになっています。これが仇となって日常生活の場に飛びかうさまざまな電磁波で人工ペースメーカーが狂うおそれがあります。よく槍玉に上るのは携帯電話ですが，この場合は本体と 22 cm 以上離せば安全とされています。電磁調理器を使っていて，もしめまいやふらつきを覚えたら，すぐその場から離れることです。

　医療上でもいろいろ支障があります。X 線は問題ありませんが，強力な磁場に入る MRI は原則として不可です。手術で電気メスを使う際

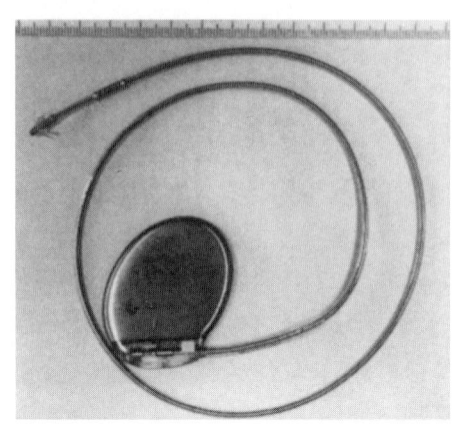

植込み用人工ペースメーカー。
ループ状のカテーテルの尖端には数本の軟かいプラステイックの突起があり，電極をしっかり心内膜に固定します。リチウム電池になってから本体の部分はずっと小さく薄くなりました。

はあらかじめ対策を講じておく必要があります。案外見逃しやすいのは整形外科などで用いられる高周波温熱治療器などです。人工ペースメーカーを植え込まれた方はみなペースメーカー手帳をお持ちの筈です。はじめての病・医院を受診するときは海外旅行のパスポートよろしくこれをお忘れにならないで下さい。

症状の激しい心室性頻拍

心室が，上からの刺激と無関係に，毎分140から180ぐらいの早いリズムで収縮するのが，心室性頻拍です。心室性期外収縮が連続する状態ということもできます。

上室性頻拍のところでも話しましたが，一般に頻拍発作では心拍出量が減る反面，心筋の酸素消費量が増加します。ですからどうきとともに顔面は蒼白となり，四肢は冷たく，冷汗がにじみ，意識は乱れがちです。胸には圧迫感や締めつけられるような痛みがおこり，息苦しくなります。

年齢や心臓の状態にもよりますが、上室性頻拍の場合、心室の収縮は心房収縮に引き続いておこり、収縮の仕方も正常と変わりなく能率的に行われます。ですから、このようなショック症状、狭心症あるいは肺うっ血症状が現われても、比較的軽く済むことが多いのです。

　ところが心室性頻拍では、心房と心室の収縮がちぐはぐでタイミングが合わないうえ、心室収縮が整然と行われず、血液拍出の能率が目立って低下します。ですから同じ頻拍症でも、心室性頻拍の方がはるかに症状の激しいのが普通です。

　もう1つ上室性頻拍と違う点は、心室細動に移行しやすいということです。心室性頻拍の大半は、短かければ30秒足らず、長くてもたいていは数10分で自然に、あるいは治療によって正常化しますが、運が悪いとこのような致死的ともいえる不整脈をおこすのです。

　心室性頻拍は、はっきりした原因のつかめない特発性もありますが、大半は心筋梗塞発作の初期、心筋炎、特発性心筋症、狭心症を伴う弁膜症などに好発します。これらの病気では、心筋細胞に傷や刺激の伝わり方の悪い個所ができ、そこが震源地となって頻拍発作がおこるのでしょう。そしてこのことは、心室性頻拍が危険な不整脈とされる理由の1つでもあります。

　ですから、心室性頻拍になったら何をさしおいても病院にかけつける必要がありますが、問題はほかの頻拍症とどうして区別するかということです。脈拍は上室性頻拍や心房粗動など病的なもの以外に、不安や心配だけでも早くなり、しかも往々にしてこの場合、苦痛の訴え方が大袈裟になりがちだからです。

　慣れた人ならいわゆる神経性のものかどうかの見分けがつきますが、素人の方には無理でしょう。決めかねるときはやはり心電図ではっきりさせるより手はなさそうです。

　心室性頻拍の予防には普通、抗不整脈薬が使われますが、前にも話したようにカテーテルを使って高周波電流を通し、頻拍の震源地を焼き切

る焼灼術もよく用いられるようになりました。とくに心筋梗塞など原因となる疾患のない特発性心室性頻拍は成功率も高く，第一選択となります。

事実上の心停止——心室細動

　さて不整脈の最後に登場するのは，もっとも怖ろしいとされる心室細動です。

　この不整脈については心筋梗塞のところでも話しましたし，重複するところが多いと思いますが，復習のつもりでお聞きください。

　心室細動では，心室壁は無秩序に収縮するだけで，血液は拍出されません。この状態が4～5分も続けば，酸素不足にもっとも敏感な脳は回復不能の変化をうけ，さらに数分後には死が確定的となります。

　心室細動がおこると，ほとんど瞬間的に意識がなくなり，唸り声を発したり，けいれんを起こしたりします。これはアダムス・ストークスの発作にほかなりません。アダムス・ストークス症候群は重いブロックによる心静止よりも，心室細動からくる方がむしろ多いのです。

　心室細動の主な原因は心筋梗塞です。心筋梗塞をおこして数時間以内に亡くなる人の大半は，心室細動が直接の死因と考えられています。心室細動はそのほか，心筋炎や特発性心筋症，重い大動脈弁疾患などでも突発することがあります。なお，重い房室ブロック，心室性頻拍，心室細動の心電図は第一話の虚血性疾患のところに出ていますから，ご覧ください。

死神の手からいのちを奪い返す蘇生法

効果の確かな電撃治療

　心室細動は数秒から数10秒で，自然に正常に戻ることもないことはありませんが，たいていは自然には止まりません。そして続けば続くほど回復は困難となります。ですから発作がおこったら，秒の単位で手を

打つ必要があります。

　心室細動にもっとも有効なのは，前にも話した直流除細動器による電撃治療です。高電圧の電流を瞬間的に心臓を通すことにより，心筋全部を一気に興奮させ，心室細動を止めるのです。そのあとは，真っ先に興奮する洞結節からの刺激で，心臓は正常の拍動を再開することができます。生徒が騒いでまとまりのつかなくなった教室に，怖い先生がやってきて雷を落とすようなものです。鶴の一声で騒ぎはおさまり，授業は軌道に乗るはずです。

　除細動器のあるのは今のところ病院と救急車ぐらいですが，すでに米国では大型旅客機，空港その他大勢の人が集まるところには常備することが決まっています。日本でもいずれはそうなってゆくでしょう。スポーツジムなども必要と思います。このような所では医師以外の人が操作することが多いので，心室細動か否かは器械が自動的に判断し，あとは音声またはディスプレーに従うだけですので，落着いてやれば十分成果が挙げられると考えます。

　危険な心室性頻拍や心室細動1回以上起こしていることが確認されている方で，薬や焼灼術で完全に抑えられないときには除細動器を体内に植え込むことも行われます。植え込み型除細動器の開発は心室細動による急死の多い米国で1980年代初めから試みられ，第1世代は胸を開いて心外膜に電極を入れる手術を要するものでしたが，その後改良が進み，現在の第4世代では右心室に電極付カテーテルを置くだけになりました。重量も100gぐらいと第1世代の$\frac{1}{3}$，回路は洗練されていきなり電気ショックがかかるといったことが起こらないようになっています。日本でも1996年から健康保険で使うことが認められ，次第に増えて来ましたが，それでも人工ペースメーカーの1％に及びません。人工ペースメーカーに較べれば重く大きく電池の消耗が早く，何よりもいつショックが来るか不安が拭いきれないからです。

心臓叩打法と心臓マッサージ

　除細動器の威力は絶大ですが，設置されている場所は限られています。それでは除細動器のない家庭内や戸外でおこったらまったくお手挙げかというと，必ずしもそうではありません。及ばずながら打つ手はあります。無手勝流ともいうべき用手的蘇生法がそれです。具体的には次のようにしてやります。

　人が突然，あるいは胸痛や苦悶感の訴に引き続き，意識を失い，みるみる顔色が変わって死相が現われたら心停止，すなわち心室細動か心静止を考えなければなりません。意識を失って倒れても，顔色が急に悪くならなければ，てんかん，脳貧血，脳卒中の可能性が多いので，まず脈の有無を確かめます。脈が触れればもちろん心停止ではありません。なお脈の触れ方ははじめに話しましたから，忘れた人はもう一度復習してください。

　さて心停止が確かなら，まず胸骨の下半分あたりに，握りこぶしで一撃を加えます。運がよければ，この叩打法だけで意識は戻ります。

　叩打法でだめなら，時間を空費せず，すぐ心臓マッサージに移らなければなりません。

　まず患者さんを地面，床，畳の上などに仰向けにします。軟らかいふとんやベッドの上ではよく効かないので，下に降ろすか，こたつ板のような板を背中のあたりに差し込むとよいでしょう。

　次に舌がのどに落ち込んで気道をふさいでしまわぬよう，頸部にバスタオルを丸めたもの，トレットペーパーのロール，小さくてぶ厚い本など入れ，頸をうしろに反らせるようにします。

　そばに2人いたら，1人がこの処置をしているうちに，もう1人は患者さんに馬乗り，またはわきに立って，一方の手首を直角に曲げて手掌部を胸骨下部——だいたい両側の乳首を結んだ線の高さです——に置き，もう一方の手をこれに重ねて，上半身の体重をかけて毎分100回くらいの割合で背骨に向かって胸骨を4〜5 cmくらい押し下げます。圧迫す

る時間と弛める時間はそれぞれ 1/2 秒ぐらい，ぐっと押し，ぱっと弛めてといった感じです。

子供は胸廓がやわらかいので，あまり力を入れてはいけません。片手，ときには親指で 2 cm ほど押し下げるだけで十分です。

吐く息を吹き込む口うつし人工呼吸

心臓マッサージをしている間，もう 1 人は口うつし人工呼吸をします。マッサージを 5 回やったら一寸手を休め，その間に 1 回息を吹き込みます。呼気にはまだ十分酸素が残っているので，それを利用しようというわけです。患者さんの口または鼻孔に，力を入れていきを吹き込むのですが，呼気が逃げないよう，鼻孔または口を指でふさぐのを忘れないでください。

口うつし人工呼吸は，実際やってみると呼気が漏れて，うまく吹き込

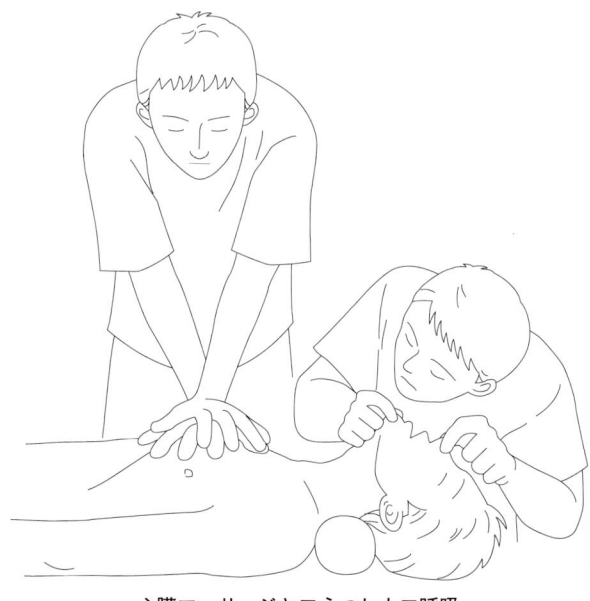

心臓マッサージと口うつし人口呼吸

めないことがあり、気持の上でも抵抗を感ずる人が少なくないでしょう。プラスティックのチューブ——エアウエイ——があるとだいぶ違います。

1人のときは、以上の操作15回マッサージをしたら2回続けて人工呼吸を交互にやるわけですが、なかなか手際よくいきません。火事を発見したときと同じで、大声を挙げて人を集めることが、心臓発作の場合にもまず第一にやることだと思います。

余談になりますが、私は除細動器の使い方を説明するとき、よく心室細動を火事に、除細動器を消火器にたとえます。心室細動は早いほど治しやすく、人手も多いほど有利です。また除細動器は手近にないと急場に間に合わず、扱い方は簡単ですが、ときどき練習しておかないと、いざというとき慌てる、こういう点でよく似ているからです。

さて、心臓マッサージが成功しなければもちろん、うまくいって意識が戻った場合でも、患者さんは救急車で大至急、病院へ運ばなければなりません。心室細動をはじめ、重い不整脈は2度3度と繰り返し起こることが多い、というのがその理由です。

予期せざる死——急死のさまざま

大半は心死と脳死

人の世にはいろいろなことがあります。危ないといわれながら、何日も何ヵ月も生き延びる人もあれば、普通に生活している人が、突然この世を去るということも珍しくありません。

事故死は別として、急死の半分近くは心臓・大動脈の故障でおこります。なお残りの大半は脳に原因があり、ずっと落ちて呼吸不全や腎不全が続いています。

急性心臓死の直接的な原因としては心原性ショックや心破裂などもありますが、これらは心筋梗塞の発作に伴っておこるのが常で、突発することはまずありません。ですから本来の急性心臓死の大部分は致死的な

不整脈，とくに心室細動によるのだといってもよいでしょう。

青壮年を襲うポックリ病

心臓には何の欠陥もないと思われる人が急死することがあります。これがポックリ病です。

ポックリ病になるのはほとんどが20歳から40歳の男性で，夜中に突然唸り声を発して死亡したり，朝，ふとんの中で冷たくなって発見されたりするのが普通のケースです。女性には絶無とはいわないまでも，まれです。起こしやすい条件としては過労，飲酒などが挙げられ，時期的には初夏から梅雨どきにかけてがピークです。

ポックリ病は，解剖してみても死因となるような変化が見当たらないときにつけられる病名ですから，原因を追求するのにいろいろな困難があり，定説といえるものはないようです。呼吸麻痺による窒息の一種とする説もありますが，私はやはり不整脈が直接の原因だと考えています。

1982年，ブルガダという人が心電図に特有のパターンがあると，特発性の心室細動で急死することがあるといい出しました。これをブルガダ症候群と呼びます。アジア系の男性に多く，兄弟にみられた例もあり遺伝性があるようです。もっともこのような心電図の人がすべて心室細動になるわけではなく，ほとんどの方は無症状です。私も普通に働いている人間ドックの受診者にこのパターンを見ることがあります。しかし若い男性に多いポックリ病と重ね合わせますと，そのかなりの部分がブルガダ症候群である可能性が高いと思われます。

ポックリ病は唸り声を発したとき，そばの人が気付いてゆり起こしたり，胸部をトントン叩くなどすると助けることができます。運よく助かったら，また再発するといけませんから，過労と酒に注意し，ホルター心電図などで原因を確め，薬で予防するか，場合によっては植込み式除細動器が必要になるでしょう。

睡眠中に冠動脈の太いところが，れん縮しておこる異型狭心症でも心

筋の強い酸素不足から心室細動が誘発され，そのまま死亡することが考えられます。しかし異型狭心症の場合は，激しい胸痛のため目が覚めることが多く，率からいえば少ないと思います。

　そのほか普通に生活している若い人が突然死するのは，そう珍しいことではありません。ロマノ・ワード症候群という遺伝病，幼児がかかり，冠動脈に異状を来たす川崎病，風邪などの原因になるコクサッキウイルスによる心筋炎，原因不明の心筋の病気である特発性心筋症などが，しばしば悲劇のプロデューサーとなります。そして直接の死因はほとんどが心室細動と思われます。

　次の第五話で，これらの病気の一部についての説明をしていく予定です。

第五話　そのほかの心臓病

　ここでは，いままで取り上げなかった心臓病について話します。それぞれ毛色が違い，ひとまとめにするのはどうかという気もしますが，心臓病の常識ももうかなりできたことでしょうから，そうわかりにくいことはないと思います。

感染性心内膜炎

抜歯にご用心

　心臓はからだの奥深くにあって，外部との連絡はありません。したがって外傷でもなければ，ふつう心臓が直接細菌に侵されることはありません。

　しかし菌血症といって，なにかのはずみで血液に細菌が入ると，それが心臓でひっかかり，増殖を始めることがあります。これが細菌性心内膜炎です。ときには細菌以外の微生物，たとえばかびの類である真菌などが増殖することもあり，広く感染性心内膜炎と呼ばれます。

　正常な心臓では血液はスムースに流れますから，こうしたことはめったにおこりません。しかし先天性心疾患や弁膜症があると，逆流などのジェット流で内膜がざらざらになったり，弁膜に凹凸ができたりして，微生物にとって格好の住み家を提供することになります。そしてここを根拠地に増殖した微生物は，血流に乗って全身にまき散らされ，さまざまな症状を起こします。

　細菌が血液にまぎれ込むきっかけはいろいろありますが，もっとも多いのは抜歯です。そのほか，外傷・手術・おでき・出産・胃や膀胱などの内視鏡検査・血管内に長く留置されたカテーテル類なども原因になります。どこから微生物が入ったか，わからないことも少なくありません。

電撃戦とゲリラ戦

　感染性心内膜炎の経過は，微生物の毒力とからだの抵抗力のつり合いで決まります。毒力が非常に強い場合はいわば電撃戦で，からだは抵抗する余裕もなく，1週間もたたずに死亡します。これが急性感染性心内膜炎で，症状も心臓病というよりは敗血症の様相を呈します。助かることは例外的ですが，幸いそう多い病気ではありません。

　ふだんは，口の中・皮膚・大腸などにいて，人間と平和共存している緑色連鎖球菌・ある種のぶどう球菌・大腸菌などが心臓に取り付くと，もともと毒力の弱い菌ですから，経過は数週間から数ヵ月と長びきます。電撃的に対してゲリラ戦といったところでしょうか。これを"亜急性感染性心内膜炎"とか"遷延性心内膜炎"とかいい，普通みられるのはこのタイプです。

決め手は血液培養

　感染性心内膜炎にかかると，必ず熱が出ます。38℃くらいが多いのですが，37℃そこそこのこともあれば，39℃を超えることもあり，1日のうちで高低差の激しい"弛張熱"のかたちをとるのが普通です。かぜなどで発熱した場合は，熱が続いてもせいぜい1週間くらいですが，感染性心内膜炎ではこれが2週間以上も続き，貧血や全身衰弱が次第に目立ってきます。ねあせ・どうき・関節痛もよくみられる症状です。

　このほか血尿が出たり，指などにピンク色の小豆大のぐりぐりができて痛むこともあります。これらは心臓内にできた微生物などのかたまりが，血流に乗って末梢の動脈にひっかかり，血管に免疫反応を起こしたためです。

　このような症状はリウマチ熱をはじめ膠原病や一般的な感染症でもみられ，ことに弁膜症ではリウマチ熱との区別が重要です。そのために血液培養という検査が行われます。ほかから微生物が入らないように血液を採り，寒天とまぜて37℃で保温すると，血液中の1個1個の微生物

が増えて目に見える大きさのコロニーになります。こうなれば微生物の種類や，どのような抗生薬をどのくらい使えば治療できるかがはっきりします。逆に血液培養をしても菌が生えてこなければ，診断が確定できず，治療も大体の見当で行わざるを得ません。

血液培養は約20％の患者さんで不成功に終ります。その原因の1つは抗生薬の乱用にあると考えられます。原因不明の発熱に対して中途半端に抗生薬を使うと，それが感染性心内膜炎であった場合，あとでたいへん困ることになるのです。

治療は相手との根くらべ

感染性心内膜炎を治すには，毎日大量の抗生薬を，それも弁膜のいぼいぼの間に巣食っている細菌が，完全に根絶やしになるまで使います。治療を始めると間もなく熱が下がってきますが，ここで止めると再燃してますます治りにくくなりますから，平熱になり，血液培養その他の検査所見が正常になってから，さらに2〜3週間は続ける必要があります。

その後も数週間，注意深く熱や炎症反応を観察し，再発の心配のないことを確かめて，やっと全治の太鼓判が押せるのです。抗生薬の発見以前，感染性心内膜炎は不治の病でした。現在でも決して簡単に治る病気ではありません。このことを忘れずに，根気よく治療を続けることが，感染性心内膜炎に打勝つ近道といえましょう。

油断のならない心筋炎

原因にも時代の差

心筋の炎症はいろいろな原因でおこります。抗生薬のなかった戦前は伝染病によるものが多く，とくにジフテリアによる心筋炎は恐れられたものでした。心筋がジフテリア菌の出す毒素によって侵され，喉頭の炎症がおさまった頃に急死するといったことがよくみられました。

リウマチ熱は心内膜に炎症をおこし，弁膜症の主な原因となるだけで

なく、心筋・心膜にも波及することが多く、後々まで心筋の機能に影響することがあります。リウマチ熱は、溶血性連鎖球菌感染が一役かっておこるアレルギー性の炎症ですから、抗生薬で溶血性連鎖球菌を抑え込めば予防できます。事実、リウマチ熱による心筋炎も、ペニシリンの予防的使用などにより、過去の病気となりました。

　それでは今、心筋炎の原因としてもっとも多いのは何かというと、ウイルス、とくにコクサッキウイルスの仲間たちです。コクサッキウイルスは風邪や下痢をおこす、ごくありふれたウイルスですが、何かのはずみに心臓にとりつき、心筋炎や心膜炎をひき起こします。

　インフルエンザにも心筋炎が合併することがあります。インフルエンザには近年有効な抗ウイルス薬が次々と登場して来ましたので早目に治すことが大切です。心肺機能の衰えた高齢者では予めワクチンを注射しておいた方が良いでしょう。

まぎらわしい症状

　心筋炎には、心筋梗塞のような決まりきった症状というのはありません。たいていは原因となった病気による症状、たとえばリウマチ熱なら発熱や関節痛、インフルエンザなら筋肉痛や咳痰などの蔭に隠れて目立ちません。

　しかしこれは大変都合の悪いことで、心筋炎がしばしば見逃されて後遺症に悩まされたり、ときには命取りになったりする理由ともなります。

　それではどんな徴候があったら心筋炎を疑う必要があるのか、話しましょう。

　まず第一は頻脈です。心筋炎は熱の出る病気と一緒にくることが多く、発熱すれば脈が早くなるのは当たり前のことかもしれませんが、熱のわりに脈が早いとか、下熱後も頻拍が続くときは要注意です。

　次は脈の乱れです。心筋炎では期外収縮、ことに心室性期外収縮や、心臓の命令系統である刺激伝導路の障害がよくおこります。ですから発

熱性の病気に伴って，脈の欠滞が目立つときは，心筋炎を併発したのではないかと疑う必要があります。

心筋炎は心筋を侵す病気ですから，心臓の機能は当然低下します。程度はさまざまで，大部分はそう目立ちませんが，ひどくやられれば，心筋梗塞と違って広い範囲に及ぶので，激しい心不全の症状をみせることがあります。とくに不整脈の発作と重なると，四肢は冷たく，冷汗をかき，嘔吐や失禁をし，意識も乱れがちといった心原性ショックをおこしたりします。

心筋炎の有無を確かめるもっとも手っ取り早い方法は，心電図をとってみることです。心電図をみれば，心筋の傷み方や不整脈の性質がよくわかり，対策を立てやすくなります。心エコーで心室壁の動きをチェックするのも有効です。

厄介な後遺症

心筋炎は，重い不整脈によるアダムス・ストークス発作，あるいは心原性ショックなどで急死することもありますが，これはよくよく運の悪い場合で，ほとんどの人はかなり遅れることはあっても，自然に治っていきます。

しかしなかにはいろいろな後遺症に悩まされる人もあります。リウマチ熱による弁膜症はその1つですが，そのほかにも刺激伝導路がやられて房室ブロックになり，人工ペースメーカーの助けをかりなければならないという人も出てきます。

もっとも困るのは特発性心筋症のうちの，拡張（うっ血）型といわれるものの一部に，ウイルス性心筋炎がからんでいるのではないかという点です。特発性心筋症というのは次に出てきますが，治療の難しい心臓病です。もちろんウイルス性心筋炎の全部がそうなるわけではなく，ごく僅かのパーセントに限られるようです。

いままでの話からおわかりのように，心筋炎というのは見つけにくい

だけでなく，突然牙をむいて襲いかかったり，あとあとまで尾を引く，まことに油断のならない病気です。

特発性心筋症

重い屑かご

X線で心臓が大きくなっているが，その原因が不明なものを以前から特発性心肥大と呼んでいました。その後，心臓は必ずしも大きくはないが，胸痛・不整脈・心不全などの症状があり，心電図にも異常の認められる原因不明の心臓病も加え，特発性心筋症というようになりました。

特発性心筋症は，ですから先天性でもなければリウマチ性でもなく，虚血が関係しているのでもない，いわばどこに分類してよいかわからない心臓病のグループです。心臓病の屑かごなどと蔭でいわれることもありますが，厚生省の指定した39の難病のなかで，心臓病のグループで取り上げられているのはこの病気だけですから，屑かごだとしたら非常

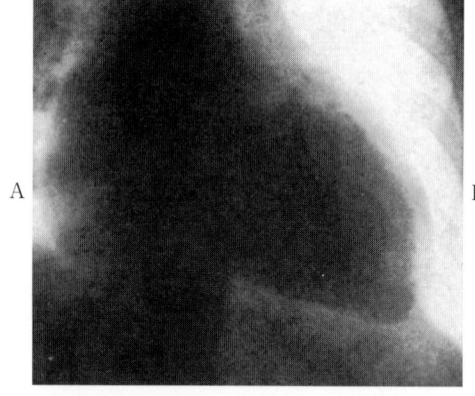

Aは拡張型心筋症で，黒くみえる左室内腔が非常に大きくなっているのがわかります。外側の灰色の層が心筋ですが，その厚みは正常よりもむしろ薄くなっています。

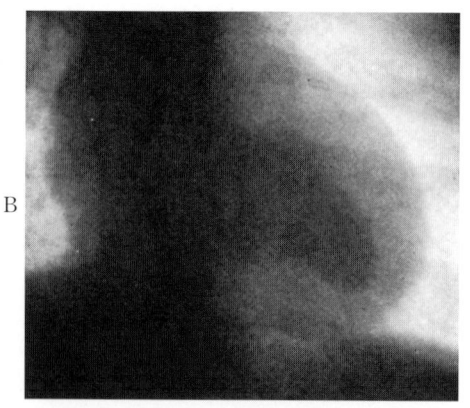

Bは肥大型心筋症で，心臓の外形はAとほとんど同じですが，灰色の心筋層が正常の2倍以上となり，左室内腔はやゝ狭くなっています。なおAとBはともに拡張期の状態を示します。

特発性心筋症の左室造影

に重い屑かごです。

　特発性心筋症は大きく2つに分けられます。拡張型と肥大型ですが経過中，肥大型から拡張型へ変るものや，ややタイプの違うものもみられます。

拡張（うっ血）型心筋症

　疲労感・息切れ・起坐呼吸・肝臓の腫脹・むくみなど，うっ血を主とする慢性心不全の症状が主ですが，高率に不整脈も合併する心筋症です。

　心臓は非常に大きくなりますが，心室，ことに左室の壁の厚みは正常かむしろ薄く，したがって心室内腔の拡張が著明です。心不全の話の際，心筋をパチンコのゴムひもにたとえたことがありますが，拡張型心筋症の心筋は，弱ってだらしなく伸び切ったゴムひもの感じです。

　正常の左室は拡張期の容積が100〜120 ml くらい，収縮期にその約70％，70〜80 ml の血液を拍出します。ところが拡張型心筋症では拡張期で200 ml を超え，しかも1回の収縮で拍出されるのは40 ml に満たないことがあります。160 ml が左室に残ってしまう勘定で，血液はよどみ，血栓ができて，心不全症状のほかに，塞栓症の危険もあります。

　拡張型心筋症の原因は，定義の上からも不明ということになりますが，一部がウイルス性心筋炎に続発することはほぼ確かです。そのほかお産のあとにくる産褥心，大酒家にみられるアルコール心などが，それぞれ何らかの因果関係のありそうなケースですが，どうしてごく限られた人だけが拡張型心筋症になるのかは，よくわかっていません。免疫や栄養など，いろいろな条件がからみ合っているのでしょう。

　拡張型心筋症には残念ながら心臓移植以外の根治的治療法がありません。過労を避け，食塩を制限して心臓の負担を減らすことが大切です。ここ10年余，β（ベータ）遮断薬を上手に使うことで進行を遅らせ，ときには症状を好転させるケースが次第に増えて来て，本症の先き行きにも多少明るさが見えて来ました。なお β 遮断薬については心不全の

薬物療法のところで詳しく書いてありますので再読して下さい。

肥大型心筋症

拡張型心筋症と対照的に，左室の心筋が正常の 1.5 倍以上，すなわち 13 mm から極端な場合は 30 mm にも肥厚するのが肥大型心筋症です。太く丈夫だが伸びにくいゴムひもといえましょう。

心臓の外見は正常か多少大きくなるだけですから，心室壁が厚くなった分だけ心室の内腔は狭くなり，1 回の収縮で拍出できる血液の量も限られてきます。小さなバケツで水を汲むようなもので，運動しても心臓はそれに見合っただけの血液を拍出できず，疲労感や息切れ，ひどいときは失神したりします。

肥厚は心室全体に一様におこるとは限りません。心室中隔だけ厚くなることが割合と多く，とくに中隔の上の方，大動脈弁のすぐ下あたりが力瘤のように盛り上がってくると，血液がせき止められていっそう失神しやすくなり，急死の恐れもでてきます。このタイプのものを肥厚性大動脈弁下狭窄症とか，肥大型閉塞性心筋症とか呼び，僧帽弁閉鎖不全を伴っていることがよくあります。心尖部だけが肥大するタイプもあります。日本人に多く心電図には派手な所見がありますが，経過は一般によく，天寿を全うされる方も少なくありません。

肥大型心筋症では胸痛もよくある症状です。冠動脈の血液は，心臓の表面から内側へ流れるので，著明な心筋の肥厚があると，血液中の酸素は表面近くで消費されて内側の心筋までいき渡らず，また厚い心筋で冠動脈の枝が圧迫されて酸素不足になるからだと考えられています。この胸痛は普通の狭心症と痛みの性質が多少違い，ニトログリセリンが効かないことがあります。

拡張型心筋症もそうでしたが，肥大型心筋症にも不整脈はつきもので，高齢者では半分ぐらいの方が心房細動を伴っております。

肥大型心筋症は親子・兄弟にみることがあり，少なくとも一部は遺伝

性です。しかし遺伝関係のはっきりしないケースも多く，持って生まれた素質にストレスや高血圧などの影響が加わって，表面化することもあるようです。

　心筋は一般に精神的緊張や激しい運動で勢いよく収縮する性質があります。これはまことに合目的的な反応ですが，肥大型心筋症ではそのため左室出口の狭窄がさらにひどくなったり，左室が十分拡張しにくくなったりしてかえって心拍出量が減り，失神するくらいならまだしも，運が悪いと急死することもあります。発車時刻が迫り，重い荷物を持って駅の階段を駆け上がるといったことは，肥大型心筋症の人にとっては，丸木橋の上でダンスをするより危険なことだといわねばなりません。

　ユックリズムをモットーに，怒らず焦らずスピードは控え目に，というと交通安全週間の標語のようですが，このような心掛けで日常生活を送ることが肥大型心筋症にとってもっとも大切なことです。

　なお積極的な治療としては，交感神経の興奮を抑える薬とか，条件が揃っている場合に力瘤様になった部分を切除する手術とかが行われます。

心膜の病気

急性心膜炎と心タンポナーデ

　心臓の表面を包む薄い心外膜は，大動脈，肺動脈，上下の大静脈，左右の肺静脈のところで折り返しになって，ちょうど脱ぎかけの靴下のように，二重に心臓を包んでいます。この，外側の丈夫な膜を単に心膜と呼び，また心臓を包んでいる袋の意味で，心包あるいは心嚢ともいいます。

　心膜は心臓の形を保つとともに，外から炎症などが波及するのを防ぎ，また心臓の拍動をスムーズにするなどの役目を持っています。

　心膜に急性の炎症が起こると発熱したり，胸が痛んだりします。この胸痛は狭心症のように発作性でなく，だんだんと痛みだし，上半身を前

に倒すと痛みがうすらぐという特徴があります。頻脈や呼吸困難もよくある症状です。

　急性心膜炎の原因はさまざまです。かつては細菌によるものが主でしたが、現在はおそらくはウイルス性と考えられるものが多くなりました。前に話したウイルス性心筋炎と一緒にくることもあります。その他、尿毒症、心臓手術や乳癌などの放射線治療のあとにも起こることがあります。

　心臓を魔法びんの内びん、心膜を外側のケースとしますと、真空部分に相当するのが心膜腔です。急性心膜炎で滲出液が大量に心膜腔に溜まれば、心臓は外側から圧迫され、大静脈や肺静脈から戻る血液が、心房に流れ込みにくくなります。当然、全身の静脈や肺静脈にはうっ血がおこり、頸部の静脈は怒張し、肝臓は腫れて痛み、呼吸が苦しくなります。

　一方、心臓に戻る血液が減るので、心臓自身は異常がなくても、拍出される血液も減りますから、頻脈・血圧低下・冷汗・意識の乱れなどがおこります。

　要するに心膜腔に限度以上、だいたい250〜300 ml の液体が溜まると、急激に、そして足並を揃えて、うっ血性心不全とショックの症状が現われてきます。これが心タンポナーデです。こうなると急いで心膜腔の液体を排出しないと助かりません。

　心タンポナーデは急性心膜炎以外に、心膜腔の出血などでもみられますが、心不全や慢性心膜炎で徐々に液体が増えるときは、心膜自体も伸びますので、1 l 以上になっても割合と平気なこともあります。

収縮性心膜炎

　原因によっても違いますが、急性心膜炎の一部は慢性化します。心膜腔に大量の血液が溜まったり、ときどき再燃してそのたびごとに悪化したり、あるいは激しい炎症のあとが線維性の組織に置き換わって、ここに石灰が付着したり、いろいろのケースがありますが、とくに問題なの

は最後のタイプです。

　火傷のあとがだんだん引きつれてくるように，この線維組織も月日がたつにつれ，次第に固く縮んでいきます。心臓は外側からじわじわと圧迫され，骨のような石灰が付着するようになると，心臓はそれこそ金縛りの状態に置かれてしまいます。これが収縮性心膜炎で，貝がらのように石灰が付いて固くなったありさまから，装甲心などとも呼ばれます。

　収縮性心膜炎では，心臓に戻ろうとする血液はせき止められ，したがって拍出される血液も少量です。全身の静脈や肝臓は腫れあがり腹水が溜まり，下肢にむくみが現われる一方では，手足は冷たく，脈拍は弱くかつ早く，よく触れなくなります。この症状は，いうなればゆっくり，しかも確実に進行する慢性の心タンポナーデにほかなりません。

　収縮性心膜炎をそのままにしておいたらどうなるか。肝臓や消化管のうっ血で栄養状態が次第に悪くなり，結局やせ衰えて，生きているのがやっとといったことになります。利尿薬や強心薬である程度は良くすることもできますが，大勢には抗し難いのが実情で，内科的治療にはどうしても限界があるようです。

　ですから，ある程度以上の症状が出てきたら，手術で心臓を絞め上げている線維組織や石灰化したところを取り除いてしまわねばなりません。手術が成功すれば心臓はたちまち勢いよく拍動し始め，うっ血は劇的によくなっていきます。

　手術をためらっていると，線維化が心筋の中まで及んだり，心房細動が合併したりして手術のご利益が減りますし，栄養低下で危険も増えます。手術を勧められたら，早目に決断することが大切です。

高血圧からくる心臓病──高血圧性心疾患

　いままで取り上げてきた心臓病は，すべて心臓自身の欠陥によるものでした。しかし心臓病のなかには，ほかの病気の巻き添えとしておこる

ものも少なくありません。高血圧性心疾患はその代表的なものです。

本題に入る前に、まず血圧の基礎知識を話しておきましょう。なお血圧については、次の"心臓病の検査"のところでも触れる予定です。

最大血圧と最小血圧

血圧というのは、動脈の壁にかかる圧力のことです。いいかえれば、動脈を傷つけたとき、噴き出す血液の勢いが血圧で、垂直に噴き出すと、普通の人で2m近くなるはずです。これを比重が13.6の水銀の高さに換算、mm（ミリメートル）で表わしたのが血圧値ということになります。

血圧は、左室が収縮を始め大動脈弁が開くと同時に急速に上昇してピークを作り、その後、ややゆるやかに下降して底を打ちます。このピークが最大あるいは最高血圧、底が最小あるいは最低血圧になります。俗にいう血圧の高いところ、低いところに当たります。

動脈に針を刺して、血圧の変化をグラフにかくと、下り坂の中途に節がみられます。この節は左室の収縮が終り、大動脈弁が閉じるときできるものです。左室の収縮が終ったあとも、血液は大動脈の弾性と血液自身の慣性で末梢へと流れていきます。

血圧は何で決まるか

血圧は一回拍出量・循環血液量・脈拍数・血管の口径と弾性・血液の粘性などによって変化します。

循環血液量が増えれば心臓に戻る血液も増え、したがって一回拍出量が増加して、血圧は上がります。循環血液量は正常でも、運動時には血行が盛んになって、個人差がかなりありますが、一般に血圧は上昇します。

脈拍が40ぐらいに減ると、一回拍出量が増えて最大血圧は上昇しますが、次の拍出まで間があるので最小血圧は低くなり、最大血圧と最小血圧の差である脈圧が増大します。100以上の頻脈では反対のことがお

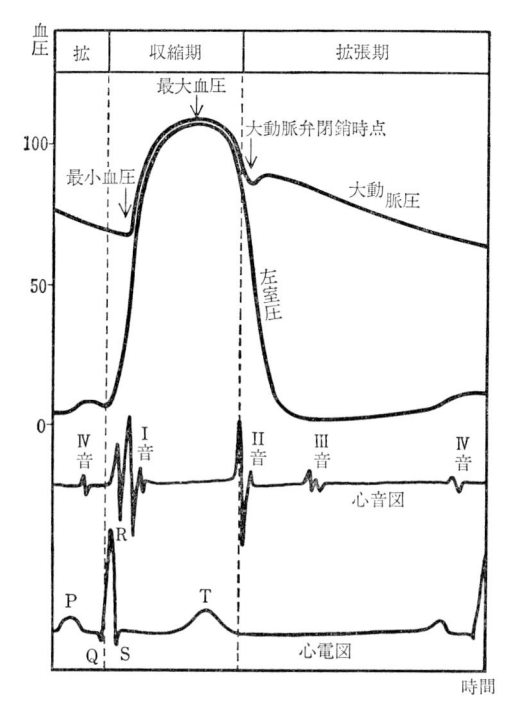

大動脈，左室の内圧変化と，心音図および心電図との関係。
収縮期直前の左室圧のわずかの高まりは左房の収縮によるものです。心音図については191頁の聴診の項を，心電図については197頁をご覧ください。

こりますが，最大血圧と最小血圧をならした平均血圧でみると，いずれも正常範囲におさまるはずです。

　年をとると，大動脈が古くなったゴム管のように弾力性を失って，心臓から拍出された血液をソフトに受け止めることができず，最大血圧が上昇します。最小血圧の方は変わらないか多少下がります。

　気圧の低い高地で生活する人，心臓の奇型や肺疾患でチアノーゼのある人，あるいは日常ストレスにさらされる機会の多い人では，血液が普通の人の2割くらい濃くなっていることがあります。血液が濃くなると粘りやすくなり，同じ量の血液を循環させるのに高い圧力が必要となります。重油を送るポンプが，普通のポンプより強力でなければならないのと同じです。

動脈はその性質から2つに分けられます。大動脈が四肢・頭部に行く太い動脈と，これから枝分かれして組織へ血液を運ぶ小動脈とです。径0.1 mm前後のこれらの小動脈は，別名を抵抗血管ともいい，自律神経の作用で伸縮して，組織への血流を調整しています。

　いま何かの理由，たとえば腎臓への血流が減って，第三話にみたレニン・アンジオテンシン・アルドステロン系が賦活されると，これらの小動脈は全体に締り気味になります。心臓から拍出され，太い動脈を満たした血液は，スムーズに末梢に流れることができません。心臓は力強く収縮して何とか血流を確保しますが，血圧は最大，最小とも上昇し，ことに最小血圧の上がり方が著明となります。

　高血圧症のうち，原因のはっきりしているものは1割にもなりません。9割以上を占める本態性高血圧症には，これといった原因が見当たらないのです。だからこそ本態性というわけですが，実際は遺伝子で決まるいわゆる体質，それに後天的な食塩の摂りすぎ・タバコ・精神的ストレスなどにより，循環血液量や心拍出量が増えたり，抵抗血管が収縮したりしておこる複合的高血圧症と考えられています。現在，高血圧に関係のある遺伝子は20余り見つかっており，その多寡，組み合せで将来治療法も個人ごとに最適のものを選ぶようになるでしょう。たとえば食塩に敏感な遺伝子を持つ人は特に食塩のとり過ぎに注意するというようにです。

急にはじまる心不全

　高血圧では，左室は高い圧力を作り出さなければならないので，当然圧負荷がかかります。また本態性高血圧症の一部では，心拍出量も増えますから，この場合は容量負荷も加わってきます。

　この状態が続くと，心筋は肥大し，正常で10 mm足らずの左室壁の厚みが12 mmから15 mm，ときにはそれ以上に肥厚してきます。

　こうして左室は，全身の必要とする心拍出量を維持しますが，血圧が

さらに高くなったり，冠動脈硬化症を合併して心筋に酸素不足を生じたり，大動脈弁や僧帽弁に逆流をおこしたりすると，丈夫な左室もついにダウンしてしまいます。こうして呼吸困難を主とした左心不全の症状が現われます。

　高血圧からくる左心不全は突然始まることがよくあります。過労やストレスが続いたり，夕食に塩辛いものをたくさん食べたりした夜，急に息苦しくなって目覚めます。喉のあたりにゼーゼーと音がし，苦しいので窓を開けたりします。起きて坐っていれば楽ですが，横になってうとうとするとまた苦しくなったりします。ひどいときは血の混った痰を出し，チアノーゼも現われます。

　心不全のところで詳しく話しましたが，これは急性の肺うっ血による起坐呼吸，心臓喘息，肺水腫にほかなりません。高血圧症の人の左室は壁は肥厚していますが，内腔が拡がっていないか，かえって狭いこともあり，ゆとりがないだけに症状の現われ方が急になりやすいのです。

　もちろん高血圧による心不全が，いつもこのような形でくるとは限りません。右心不全を続発して肝臓が腫れたり，下腿にむくみが出ることもあります。このようなことは，どちらかというと経過の長い人，心房細動を併発した人に多いようです。

狭心症もおこす

　高血圧は，心不全だけでなく，狭心症の原因になることもまれではありません。

　高血圧は冠動脈硬化の危険因子の筆頭に挙げられているくらいで，血圧の高い人には冠動脈にアテロームができやすく，冠動脈の流れを悪くしていることがしばしばあります。

　一方，心筋は高い圧力を絞り出さなければならないので，大量の酸素が必要です。したがって，心筋への酸素供給が不足しがちです。また肥厚した心筋は，冠動脈血の流れが心筋の外側から内側に向かう関係から，

内側寄りで虚血に陥りやすいということもあります。

こういった理由で、血圧の高い人は狭心症もおこしやすいのです。

治療のポイントは血圧の調整

高血圧性心疾患は血圧を下げればよくなります。心身の安静をはかり、食塩の摂取を半減するだけでも、血圧はかなり低くなるものです。

それで不十分なら薬を使います。まず用いられるのは心不全のところで詳しく話したアンジオテンシン転換酵素阻害薬とアンジオテンシン受容体拮抗薬です。虚血性心疾患が合併しているときは第一話で出たカルシウム拮抗薬がよく使われます。まだ現役で仕事上のストレスの多い方にはβ（ベータ）遮断薬の有効なことがあり、やはり狭心症の心配があるとき役に立ちます。これらの薬を使っても血圧下降が不十分なとき、とくに食塩制限が守られていないと思われる際はサイアザイド系利尿薬や抗アルドステロン薬を併用すると、ごく少量でもよく効くことがあります。α（アルファ）遮断薬は立ちくらみが起こったり一部のカルシウム拮抗薬と同様、頻脈傾向がみられますが、夜間の頻尿が減るので、前立腺肥大のある男性には有難がられます。

私共はこれらの薬の中から患者さんの年齢、症状、合併症それに食生活や環境などを考えながら1種類、時には2，3種類を選んで用います。血圧がなかなか下らないと4種類以上併用することもありますが、それだけ副作用の心配も増えるので、患者さんの側からも生活や食事上の注意をきちんと守ることが大切です。

肺に原因する心臓病

急性肺性心とは

肺の病気で心臓の負担が増した状態を肺性心といいます。

肺性心には急性と慢性とがあります。

急性肺性心の原因は、ほとんどが肺血栓塞栓症です。手術や出産で長

く安静をとっていると，腹部や下肢の血流が滞り，血栓ができて，歩き出したときなどにはがれ，肺動脈でひっかかり，これを閉塞してしまうのが肺血栓塞栓症です。骨折したとき，骨髄の脂肪が静脈に入っておこることもあります。近頃話題のエコノミークラス症候群も肺血栓塞栓症に他なりません。エコノミークラス以外でも起こるので，正式には旅行者肺血栓塞栓症といいます。機内は極度に乾燥しているのと，利尿作用で脱水になりやすいアルコールを飲む機会が増えるのが原因で，10時間以上の飛行では時々立って歩くか，少なくとも下肢の筋肉を動かすことと水分を十分摂ることが必要です。暖房の効いた部屋で，文字通り寝食を忘れてパソコンに打ち込むのも，似た条件になるので危険です。

　症状は塞栓の大きさなどでさまざまですが，普通，激しい胸痛，呼吸困難が突発し，ショック症状，チアノーゼを呈します。心筋梗塞の発作によく似ており，心電図にも変化が出るので，その場での区別が難しいこともあります。ときには2〜3日から1〜2週間かけてじわじわと症状が進むこともあり，この場合は息切れが主です。

　肺血栓塞栓症はそのまま死亡することが少なくありません。多少ゆとりがあれば手術で血栓を取り除いたり，血栓を融かす薬を使ったりします。こうして2〜3日の危機を乗り越えれば，あとは次第によくなります。

　肺血栓塞栓症は白人に多い病気で，日本では従来まれとされてきました。しかし食事の洋風化や肥満者の増加などで，私共も肺血栓塞栓症の患者さんを診る機会が増えてきました。

慢性肺性心の成り立ち

　急性肺性心に比べ，慢性肺性心——ここから先，ただ肺性心といったら慢性肺性心のことです——は患者さんの数が多く，原因も種々雑多です。あらゆる肺疾患が原因になり得るといってもよいでしょう。肺疾患だけでなく，胸郭の変形や高度の肥満からくることもあります。

しかし主な原因となると、何といっても慢性気管支炎と肺結核です。

気管支炎になると、気管支に痰がからまったり、気管支壁の平滑筋が収縮したりして空気の流通が悪くなります。呼吸筋は吸うときのほうが力が強いので、多少の障害があっても空気を吸い込みますが、吐き出す段になるとそうはいきません。肺胞にはどうしても空気が残りがちになります。

このような状態が何カ月も続くと、肺胞はだんだん膨れ上がり、内部の空気はよどんできます。肺毛細血管は肺胞に圧迫されて流れにくくなり、しかもよどんで酸素の少ない、炭酸ガスの多い空気に接触しますから、静脈血は動脈血になりきれないまま心臓に戻ります。慢性気管支炎──→慢性閉塞性肺疾患──→肺不全という連鎖がこうして成り立ちます。

血液中の酸素が減ると、肺動脈は収縮して狭くなり、肺胞による肺毛細血管への外圧も加わるため、右室は圧力を上げないと、戻ってきた血液を肺に送り出すことはできません。

また動脈血になりきれない血液が全身を循環すると、循環調節機構が心拍出量を増やすように作用しますから、これも心臓を疲れさせる一因になります。冠動脈を流れる血液が十分に酸素化されていない点もマイナスです。

肺結核の場合は肺実質が侵されるだけでなく、肋膜が癒着したり、胸郭成形や肺切除など手術の影響が加わったりして肺機能の障害も複雑ですが、結果的にはやはり肺高血圧と低酸素血症がおこり、肺性心への道を辿ることになります。

繰り返す咳、痰、息切れ、そしてむくみ

肺性心はいうなれば右心系の高血圧性心疾患です。ですからはっきり診断するには肺動脈の血圧を測らなければなりませんが、そのためには肺動脈までカテーテルを入れる必要があります。しかしこれはどこでもできるわけのものではありませんし、できたとしても繰り返し行うのは

困難です。

　そこで実際には咳，痰が続き，息切れがあり，しかも掌がぽっと赤かったり，爪が丸味を帯びて紅紫色がかっているときは，肺性心かもしれないと考えてよいでしょう。心電図やX線写真あるいは心エコーで右室に無理がかかっている証拠があればほぼ確実です。肺の機能や動脈血の酸素，炭酸ガスの検査も必要です。

　ここで厳密には肺性心の症状ではありませんが，かかわり合いの少なくない肺性脳症に触れておきましょう。

　この肺性脳性というのは，肺の機能が極度に低下して，動脈血中の炭酸ガスが異常に増え，血液が酸性となって意識障害をおこしてくる病気です。はじめは頭痛を訴える程度ですが，そのうち奇妙な行動をとりだし，やがて昏睡に陥ります。こうなると助かるかどうかは五分五分です。

治療よりまず予防

　肺性心で右心不全をおこし，肝臓が腫れたり，むくみがきたような場合は，ジギタリスや利尿薬で割合よくなります。しかし原因となった肺疾患の治療，ことに重い肺不全の治療は容易ではありません。

　ですから肺性心は予防が第一です。肺疾患のなかにはもちろん予防の難しいものもありますが，原因の半分以上を占めると思われる慢性気管支炎はある程度，悪化を防ぐことができます。

　風邪をひいて咳や痰が出るときは，とにかく安静にし，場合によっては抗生薬を使って完全に治すこと，なるべくきれいな空気を吸って，気管支を荒らさないことが大切です。

　タバコは1日20本以上，20年間吸うと，統計的に慢性気管支炎になる人が多いので，なるべく減らすことです。とくに毎年，冬になると風邪が抜けきらず，咳や痰に悩まされる人は禁煙しないといけません。

　大気の汚染も慢性気管支炎や気管支喘息，ひいては肺性心に大いに関係があります。公害を根本的に解決するには政治力によらなければなら

ないのはもちろんですが、多少とも気管支炎の症状のある人は、手遅れにならないうちに、空気のきれいなところへ移るにこしたことはありません。

貧血, 甲状腺機能亢進症による心臓病

　酸素を運ぶヘモグロビンが少ないのが貧血ですから、全身の酸素需要を満たすためには、心臓はより多くの血液を拍出しなければなりません。仮にヘモグロビンが正常の半分しかない中程度の貧血ですと、心拍出量は2倍必要になる計算です。

　甲状腺機能亢進症は、喉ぼとけの下にある甲状腺のホルモンが出すぎて、全身の酸素需要が何割増しかになる病気です。このため心臓は早く大きく拍動して、心拍出量を増やします。

　いうなれば、貧血や甲状腺機能亢進症の人の心臓は、正常な人が軽い運動をしているときと同じくらいの負担を、安静時にも背負わされていることになります。ですからちょっとした動作でもどうきや息切れを覚えるのです。

　心臓はもともと心拍出量の多い状態、つまり容量負荷に対しては、高血圧症や大動脈弁狭窄症のような圧負荷よりも耐えやすくできています。したがって若い人では貧血や甲状腺機能亢進症で、心不全をおこすことはあまりありません。

　しかし中年以後になって冠動脈硬化が加わると、もともと不足気味だった心筋の酸素供給がますます窮屈になり、狭心症や心不全が起こりやすくなります。

　とくに甲状腺機能亢進症では、甲状腺ホルモンが直接心筋に作用するためか、よく心房細動が合併し、心不全に拍車をかけます。甲状腺機能亢進症は眼球が突出し、甲状腺が腫れるバセドウ病のかたちをとるときはすぐ気がつきますが、外観に目立った変化のないこともあり、この場

合は見落とす心配があります。

　ですからお年寄りにこのような症状が出たら，一応，甲状腺機能亢進を疑って，よく調べてもらってください。

心臓神経症

神経症には2種類ある

　神経症は英語でニューロシス，ドイツ語ではノイローゼといいますが，その意味するところはいろいろです。たとえばノイローゼで自殺したとか，人を傷つけたので調べたらノイローゼ気味だったとかいう，新聞種になるような場合，うつ病か統合失調症のことが多いようです。もちろんこれは精神病という表現を避けたためで，正しい使い方ではありません。

　医師がいう神経症には2種類あります。1つは満たされない欲求とか，精神的なわだかまりが，ある臓器の症状をかりて，外部に放出される，いわば身代わり的な神経症です。それがたまたま心臓であれば，心臓神経症とか心臓ノイローゼということになります。

　この類の神経症は精神科的神経症とでもいいましょうか。病気の根元は大脳皮質，とくに性格とか本能に関係の深い大脳辺縁系といわれる部分にあると考えられます。

　仮面うつ病というのがあります。普通のうつ病が示す精神的な抑うつ状態があまり目立たず，頭痛・胸痛・倦怠感・腹の張りというような，はっきりしない訴えが表に現われるうつ病で，これもこの仲間に入れてよいでしょう。

　これに対するのが内科的神経症です。これは主に自律神経が不安定なためおこるもので，自律神経失調症ともいわれます。

　自律神経には，心臓を活動させる交感神経と，休息させる副交感神経とがあります。詳しいことは第四話の心臓と自律神経のところで話しま

したが，この2つの神経系は相補いながら，体の内外のさまざまな出来事に循環系を対応させています。両者の間がしっくりいかなくなると，心臓は鞭と人参を一緒に与えられた馬のように，とまどってしまうことになります。

　自律神経の中枢は視床下部というところにあります。ここと大脳辺縁系との間には密接な連絡路があり，精神的な動揺がすぐ自律神経中枢に及ぶ可能性があります。たとえば取るに足らない不整脈でも，大脳がそれをキャッチして不安にかられれば，すぐ自律神経中枢に響いて，それこそ"胸が早鐘をつく"ありさまになってしまうのです。

　そのようなわけで，精神科的神経症と内科的神経症は，いつでもはっきり区別できるとは限りません。

症状はあっても，裏付けが

　心臓神経症に多い症状は，どうき，心臓部の痛みや不快感，ときどき溜め息をつきたくなるとか，空気を吸いたりないような気分などです。これらは不整脈・狭心症・左心不全の症状に似ていますが，診察しても心電図をとっても，これを裏付けるような変化はみられないのが常です。身近な人が亡くなると，そっくりな症状を訴える人もいます。

　しかし，なかには過去のいやなことを想い出すと，胸がキュッと痛くなるというので，心電図をとってみたら，狭心症の変化が現われていたということもありました。

　そのほか，アダムス・ストークス症候群や異型狭心症など，れっきとした心臓病が隠れていることがあるので，診断する側からはなかなか気を許すわけにはいきません。怪しいときには入院してはっきりさせる必要があります。

起立性低血圧症・神経循環無力症・過換気症候群・パニック障害

　心臓神経症のいとこのような病気に，起立性低血圧症とか過換気症候群とかいうのがあります。

起立性低血圧症というのは，交感神経のはたらきが悪く，血管を引き締める力が弱いため，立っているうちに下半身に血液が集まり，脳へ行く血液が減って気分が悪くなったり，卒倒したりする病気です。脳貧血ともいわれ，自律神経失調症の1種です。からだつきは細長く，血圧は低目，午前中はだめだが，午後になると調子の出てくる人によくみられます。このような症状を，神経循環無力症ということもあります。

　知らない人がみるとびっくりするのが過換気症候群です。空気が不足し，息がつまるような感じがして，大きな深い呼吸をしているうち，意識不明になったり，けいれんをおこしたりするからです。

　これは激しい呼吸によって炭酸ガスがすっかり吐き出され，血液がアルカリ性になるための症状で，紙袋かビニール袋をかぶり，自分の吐いた息を繰り返し吸うようにするとやがておさまります。

　パニック障害もこの仲間に入れていいでしょう。突然どうきが始まり死の不安にかられて病院に駆け込みますが，診察しても検査をしても異常は見つかりません。持続時間は20分くらいなので「病院の空気を吸うと治る」という患者さんもいらっしゃいました。抗不安薬や最近出た抗うつ薬のSSRIが有効で，何回か経験するうち自分なりに納得して自然におさまってゆくケースが多いように思います。

病院のはしごはマイナス

　心臓神経症の人は，よく病院のはしごをします。一般に病院を回るのは，見落としを防ぐ意味で2～3ヵ所ならプラスの面もありますが，5ヵ所6ヵ所ともなると明らかにマイナスです。とくに心臓神経症では感心しません。

　というのは，心臓神経症には説得療法が大切ですが，アプローチの仕方が病状の成り立ちや背景，さらに医師によっても違うので，病院を変えると話が喰い違い，かえって混乱するからです。

　富士山に登るのに吉田口と御殿場口があります。どちらから登っても

頂上に行けますが，吉田口から登りはじめた人に，途中で御殿場口の方が楽だなどといって，道を変えさせたりすれば，いたずらに疲れが増すだけです。こんなことを繰り返していたら，いつになっても頂上には立てません。同じことが病院のはしごでもおこり得るのです。

　大病院は概して忙しく，気の済むまで相談する時間もありませんし，担当医が変わることもしばしばあり，したがって心臓神経症向きでないことが多いようです。心因療法の心得のある医師に，じっくり指導して貰うのが一番望ましいと，私は考えています。

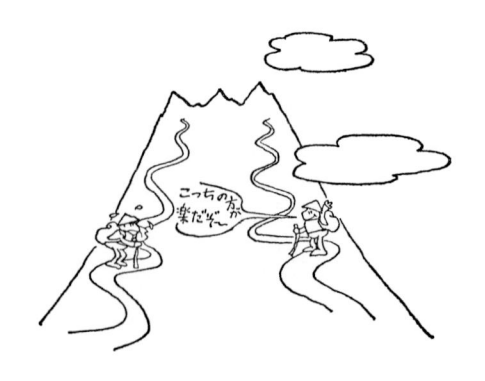

第六話　血管の病気

　この本は心臓病教室ということで，4版までは血管病には触れないで来ました。しかし心臓病の患者さんが全体に高齢化するにつれ，大動脈瘤や動脈閉塞を合併する方が年ごとに増え，もう見過すことが出来ない時代になりました。2020年には人口の25％が65歳以上の高齢者で占められると予測され，血管病のウェイトはさらに高まるでしょう。

血管系の解剖と生理

　血管の病気を理解する上で動脈，静脈の基礎的な知識が欠かせません。必要に応じて目を通して下さい。

大動脈と主な動脈

　心臓から出た大動脈は左右の冠動脈を出した後まず頭の方に向い，ついで斜め後に弓なりに曲り，心臓の裏を下って横隔膜を貫き，腹部へと入ります。はじめの部分を上行大動脈，弯曲部を大動脈弓部または弓部大動脈，その先を下行大動脈と呼びます。弓部からはまず腕頭動脈が分岐しますが，これはすぐ頭部へ行く右総頸動脈と右鎖骨下動脈に分れ，ついで左総頸動脈と左鎖骨下動脈を出します。鎖骨下動脈は腋窩動脈を経て上腕動脈となり，肘の所で親指側へいく橈骨動脈と，小指側の尺骨動脈に2分されます。血圧は普通上腕動脈で測定しますし，脈は橈骨動脈が手首の所で浅くなった場所でみます。なお橈骨動脈は鎖骨下動脈から出る左右の内胸動脈と共に，冠動脈バイパス用としてしばしば流用されます。

　下行大動脈からはそれぞれの肋骨に沿って走る肋間動脈が出ています。細い動脈ですが，これからさらに脊髄を養う動脈が出るので，下行大動脈瘤の手術の際，脊髄への血流が止まると麻痺を起こすことがあり，無

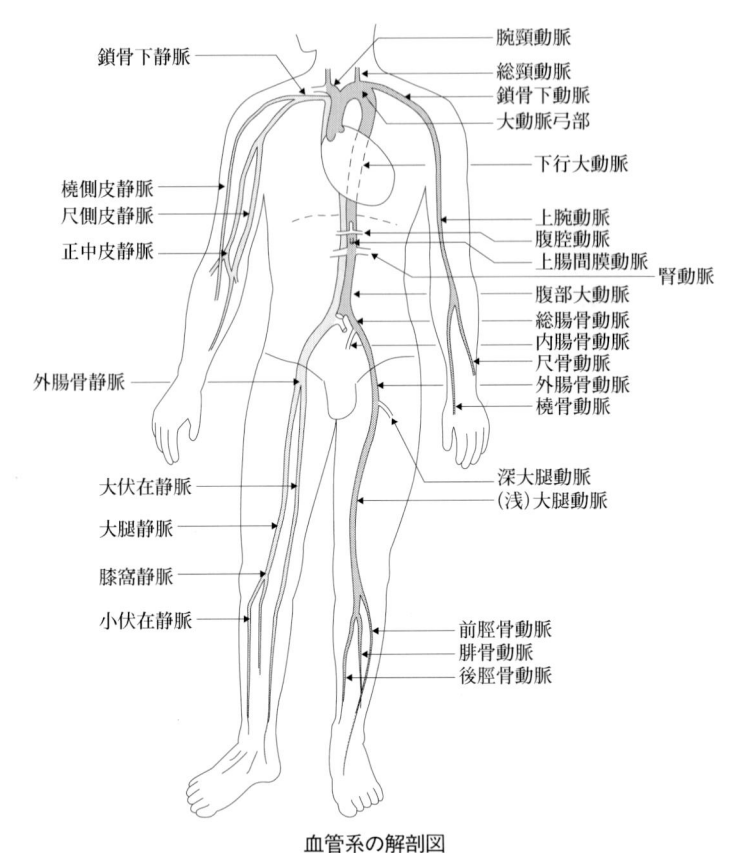

血管系の解剖図
左半身は動脈系，右半身は静脈系を示します

視できません。

　横隔膜から下，総腸骨動脈が二股に分れるまでを腹部大動脈といいます。腹部大動脈からはまず前に向って上腹部の臓器を養う腹腔動脈，小腸の大部分へ分布する上腸間膜動脈を分岐したあと，ほぼ直角に左右の腎動脈を出します。その他，後に向う数対の腰動脈，前に出る下腸間膜動脈が出ますが，いずれもやや細い動脈です。なお腹腔動脈の枝である胃大網動脈は心臓下面へのバイパス路として用いられることがあります。

左右の総腸骨動脈は内へ向って骨盤内の臓器を養う内腸骨動脈を分岐した後，俗に腰骨といわれる腸骨の内側に沿って下り，大腿の付け根で大腿動脈になります。この部分は深い所から体表近くに浮び上るので拍動を触れることが出来，またカテーテル類を挿入するのによく用いられます。

　大腿動脈は外側に向う深大腿動脈を出したあと浅大腿動脈となり，膝の後の膝窩動脈になります。膝窩動脈は前後の脛骨動脈に分れ，後脛骨動脈からさらに腓骨動脈を出して足首に至り，それぞれの足指ごとに細かく分岐します。なお足首の上で前脛骨動脈の，内側くるぶしのうしろで後脛骨動脈の拍動を触れることが出来ますから，血流の良くなる歩行後など試みて下さい。下肢の血圧もここで測定しますが，上肢と較べると同じかやや高目のことが多く，逆のときは下肢の動脈がどこかで狭窄している現れといえます。

静脈と大静脈

　動脈は毛細血管となり，組織に酸素や代謝を支える物質のやり取りをしたあと静脈に変り，上・下の大静脈となって右房に戻ります。

　静脈は大体が動脈に沿って走る伴行静脈の形をとり，名称も動脈を静脈に置き替えただけですが，いくつかの特徴があります。そのひとつが血液の逆流を防ぐ静脈弁で，重力の影響を受けやすい四肢で発達しています。もうひとつは皮膚の真下を走る表在静脈です。動脈と違い静脈は圧力が低いので，深部にあると体位などで潰れやすく，その逃げ道として皮下の静脈が発達したのでしょう。表在静脈は個人差が大きく，採血の際など，まさに痛感される方も少なくないと思います。静脈の病気は下肢に集中していますので，解剖もここに重点を置くことにします。

　湯上りなど鏡の前に立つと足首から下腿の中間位まで静脈が浮上って見えます。足背や足底の静脈がネットワークを作っているのです。これらの表在静脈のうち足の外側にあるものは外くるぶしの後を通る小伏在

静脈にまとまって，深部静脈である膝窩静脈に注ぎます。足の内側の静脈は内くるぶしの後から下腿，大腿の表在静脈の血液を集めながら，下肢の内後側を上ってそけい部の下3cmくらいの所で大腿静脈と合流します。これを大伏在静脈と呼びます。要するに大・小の伏在静脈は下肢表在静脈の2大幹線ということになります。このほか直接皮下の静脈と深部静脈を結ぶ静脈が随所にあり，交通枝と呼ばれます。

大腿静脈は腸骨静脈となり，骨盤内の静脈血を集めてやがて左右が合流し，1本の下大静脈にまとまって右房へと流入します。

ところで人間は日中の大半を立位か座位で過します。したがって下肢の血液を重力に逆らって心臓に戻すにはさまざまな仕組みが必要です。逆流を防ぐ静脈弁はそのひとつですが，もうひとつは下肢の筋肉です。歩行などリズミカルな筋肉の収縮で深部静脈がしごかれ，下大静脈へと送られます。下肢を第2の心臓というのはこのような理由からです。下大静脈の血液は呼吸に伴う胸腔内の陰圧で右房へ吸い込まれます。要するに下肢の静脈血は下肢では筋肉ポンプ，軀幹部では空気ポンプの助けを貸りて還流してゆくのです。

大動脈の病気

真性大動脈瘤

大動脈の一部が球状，紡錘状ときにはひょうたん形などさまざまな形に拡張したのが大動脈瘤です。出来た場所によって胸部大動脈瘤とか腹部大動脈瘤とか呼びます。

原因は大部分が動脈硬化です。アテロームによって動脈壁が侵触されて弱くなり，血圧に負けて膨らんで出来るのです。血流がUターンする弓部から下行大動脈にかけてと，腹部大動脈を下る血流が総腸骨動脈分岐部に突き当って局所的に血圧が高くなる部分が好発部です。動脈硬化以外では炎症によるものがあり，約10％を占めます。後で話すマル

ファン症候群も原因のひとつです。

　大動脈瘤は直径が6～7cm以上と大きくなれば周囲の器官を圧迫するため，場所によっては種々の症状が出ますが，破裂するまで無症状のことも少なくありません。今は健診や人間ドックで発見されるものがほとんどです。

　大動脈瘤が見つかったらどうするか。瘤が破裂すると胸部の場合は助かる見込みがほとんどありません。腹部で背中側に血腫を作る破れ方だと激しい背腰痛やショック症状が出ます。この場合は緊急手術になりますが，助かるか否かは五分五分でしょう。病院に着く前に亡くなる方も多いようです。

　ですから大動脈瘤は破れる前に治すのが先決です。胸部で直径が5.5cm以上，腹部で4.5cm以上になると破裂の危険が急に高まるので要手術です。ことに炎症性の大動脈瘤は比較的小さくても破裂しやすいので早目にやります。

　手術のやり方は瘤の部位や大きさ，それに外科医それぞれがいろいろ工夫をするのでさまざまですが，一般的には合成繊維で作った人工血管に置き換えたり補強したりといった方法が採られます。ここ数年試みられているのが金属の枠でできたステントで補強する方法です。ステントは第一話でも出て来ましたが，冠動脈と違って大動脈瘤は太さも長さもまた枝分れの状態も1人ひとり違うので，ほとんどがオーダーメイドになります。しかし条件が良ければ皮膚を大きく切開しないでも末梢の動脈から挿入できるので，これから次第に広まってゆくでしょう。健康保険も使えるようになりました。

　大動脈瘤のほとんどは動脈硬化が原因ですから脳梗塞，心筋梗塞，腎機能低下などがしばしば合併しています。このような方に手術を強行しても反って寿命を縮めるか，寝た切りで生活の質を低下させるおそれが少なくありません。破裂が切迫していれば別ですが，80歳を過ぎた方では家族の方は症状を知っている必要はありますが，本人は知らぬが仏

の方が楽しい余生を過せるように私は思っいます。いずれにしてもケースバイケースなので専門医と納得ゆくまで相談すべきでしょう。

大動脈解離（解離性大動脈瘤）

　動脈や大動脈の壁は血液がスムーズに流れるよう滑らかな表面を持つ内膜、平滑筋から出来ていて血圧に耐えかつ適宜収縮拡張して血流量を調節する中膜、繊維組織が主で丈夫さを保つ外膜の三層から出来ています。この内膜に亀裂が入り、そこから高い圧力を持つ動脈血が中膜や外膜の間に押し込まれ、これらの間を縦に引き裂くのが動脈・大動脈解離です。動脈解離の方は通常あまり大事にならないので、ここでは大動脈解離を中心に話します。

　大動脈解離の原因はいまだにはっきりしません。かつてバレーボール試合中に急死したハイマン選手のように生れつき血管などの組織が弱いマルファン症候群では若い人にも起こりますが、一般には中年以降に多く、高血圧と内膜の老化が関係あるように思われます。

　症状は突然始まる激痛で、しかも痛む部位が移動するのが特徴です。たとえば上行大動脈の内膜に亀裂が入り弓部から下行大動脈へと解離が進むと痛みはまず上胸部に起こり、右肩から上背部へと回り、さらに腰へと移っていきます。裂ける場所が弓部以下ですと背痛から始まります。解離は分枝にも広がることがあり、また血腫で分枝が圧迫されてたとえば大動脈の基部ですと狭心症、弓部だと脳の虚血症状や上肢の血行障害がみられます。腹部大動脈まで解離が及ぶと腹腔動脈、上腸間膜動脈、腎動脈が巻き込まれるので、さまざまな腹部症状が現われます。

　患者さんの運命は引き裂いていった血液の行方で大きく変ります。本来の大動脈腔を真腔、解離でできた血液の流れ道を偽腔といいますが、偽腔が再び内膜を破って真腔に戻ればバイパスが出来ただけで済むことがあります。また解離が止まって血液は大動脈壁内で血腫を作り、やがて血栓化する運の良いケースもあります。しかし多くは外膜に向って解

離性大動脈瘤を作り，破裂します。

　大動脈解離は解離が弓部，上行大動脈に達するA型と，下行大動脈以下に限られるB型に分けられます。A型は48時間以内に50％，その後数日で90％が亡くなるのでなるべく早く手術します。弓部からは脳を養う血管が出ているので難しい手術です。B型の場合は血圧をぎりぎりに下げて解離が拡がるのを防ぎ様子を見ますが，痛みが続き破裂のおそれがあれば手術に踏み切ります。

下肢の血流障害

　総腸骨動脈の瘤は珍らしくありませんし，くも膜下出血の原因となる脳動脈瘤も怖れられていますが，末梢動脈の病気としては狭窄や閉塞によって血流の阻げられるもの，それもほとんどが下肢に起こるものです。

閉塞性動脈硬化症

　下肢の比較的太い動脈がアテローム硬化によって狭窄したり閉塞したりする病気で，高齢者の増加でここ10年，急速に増えて来ました。頸動脈や冠動脈の硬化を伴っていることが多く，全身的な動脈硬化のなかで下肢の症状が目立つケースといえます。危険因子も共通していて喫煙者や高血圧，糖尿病，高脂血症を長く患っている方に多く見られます。

　阻血の程度と部位とで変りますが，典型的な症状は数10mから数100m歩くと下肢が突張ったように痛くなり歩き続けなくなるが，数分立ち止って休めばまた歩けるという間欠性跛行です。そのほか，下肢が冷える，しびれるといった感覚の異常の訴えもあります。どこで閉塞しているかでも症状が違い，総腸骨動脈ですとお尻の筋肉から下，大腿動脈だと大腿部以下，膝窩動脈ならふくらはぎあたりに症状が出ます。病状が進むと歩行はおろか，寝ていても下肢が痛く，さらにひどくなると足から潰瘍や壊死が始まるようになります。

　同じように間欠性跛行を起こす病気に主に脊椎の老化で脊髄が圧迫さ

れる脊椎管狭窄症があり，治療の方針が違うので区別が大切ですが，この場合は痛みよりしびれ感が強いこと，前かがみになると圧迫が減るので，歩くのは辛いが自転車を漕ぐのは平気といった点が違います。下肢の血圧を測ればなおはっきりします。一般に下肢の血圧は腕で測るのと同じか多少高目なのですが，閉塞性動脈硬化症ではその比率が逆転して0.7〜0.5となり，重症では0.3以下となります。脊椎管狭窄症ではこのようなことはありません。

　この病気は云うなれば下肢の狭心症ですが，幸いすぐ命取りになることはないのでまず内科的に様子をみるのが普通です。血流を良くする薬を服用する一方，痛くなる限界まで歩いて自然のバイパスが増えるのを待つ方法です。しかし症状の強い方，定年後ゴルフや旅行を楽しみたい方，自宅が坂の上にあるとか近くに店がない場合は外科的治療を選びます。

　手術は太い動脈なら合成繊維製の人工血管でバイパスを作ります。細いと人工血管は詰りやすいので，その人の静脈を移植することもあります。狭窄部が限られているときなど，条件が揃えば第一話で出てきた風船で拡げ，ステントで支える方法が効果的です。最近話題の人工炭酸泉浴は根治的ではありませんが確かに効果があるようです。

ビュルガー（バージャー）病

　足指に潰瘍が出来たり壊死したりするので特発性脱疽とも呼ばれました。喜劇役者のエノケンがこの病気に罹り，身軽な動きに終止符を打たざるを得なかったのはまさに悲劇的でした。閉塞性血栓血管炎ということもあります。

　この病気は主に膝から下の動脈が先細りになり，血栓で詰まってしまうもので，時には上肢の動脈や四肢の静脈にもみられます。40歳前後に発病することが多く，圧倒的に男性かつ喫煙者というのが特徴です。閉塞性動脈硬化症が急増して来た現在，本症は相対的に影が薄くなった

印象があります。症状としては膝から下が冷え，安静時にも疼痛があり，進むと潰瘍ができるなど，間欠性跛行から始まる閉塞性動脈硬化症と違いがみられます。

治療はまずタバコを止めること，下肢を冷やさないことです。内科的治療としては血栓を防ぐアスピリン，血管拡張作用のあるプロスタグランジン系の薬を用います。外科的には自分の静脈を移植する方法がありますが，何分にも末梢の細い動脈ですから成功率はあまりよくありません。交感神経が動脈を収縮させるというので，交感神経切除術も行われます。そう遠くない将来，血管新生遺伝子治療が実用化される見込みです。

急性動脈閉塞

血栓などで突然動脈が詰まってしまう病気です。その動脈で養われている組織は，ほっておけばたちまち壊死に陥入ります。もっとも多いのは左房や人工弁に付着した血栓がはがれるものですが，その他動脈のアテロームや粘液腫の破片が飛ぶこともあります。なお粘液腫は主に左房に生ずる良性腫瘍ですが，蛙の卵のようにぶよぶよしていて，一部が千切れて動脈を閉塞するのです。このような異物を総括して塞栓子と呼びます。

症状は閉塞部位によってさまざまです。頸動脈や椎骨動脈など脳を養う動脈に詰まれば脳梗塞をおこします。腹部の動脈を閉塞することもあり，とくに上腸間膜動脈塞栓症は大変死亡率の高いものです。しかしこれらはそれぞれの専門科に属することなので，ここでは四肢，とくに大きな血栓の詰りやすい下肢に的を絞って説明しましょう。

血栓が詰まると下肢は急に冷たく蒼白になり，歩くことは出来ません。多くは激痛を伴いますが知覚が麻痺するためかそれほどでないこともあります。新しい血栓は軟かいので，大きなものだと大動脈が二股に分れる所に馬乗り状になり，両下肢同時に症状の出ることがあります。これ

をルリッシュ症候群と呼びます。血栓ではありませんが，アテロームが破れて中のコレステロールの結晶が血液中にばら蒔かれると，それぞれが小さい結晶なので足部など末梢に症状が現われます。このときは突然というよりじわじわ悪化するケースもみられます。これはその場所に新しく血栓が出来るためと考えられ，始末の悪いものです。

血栓を取り除くにはフォガティカテーテルがよく用いられます。これは一種の風船付カテーテルで，たとえば総腸骨動脈に血栓が詰まったときはそけい部で大腿動脈を切開して，ここから上流に向ってカテーテルを進めます。閉塞部を通り抜けたら風船を膨らまし，ゆっくり引き抜くと血栓がずるずると出て来る仕組です。

四肢の筋肉は絶えず拍動しなければならない心筋と違って，血行が遮断されても心筋梗塞のようにすぐ壊死に陥入ることはありませんが，数時間も経過すると組織が壊れていきます。壊死が進んだ段階で血流を再開すると，これらの筋肉から有害な物質が流れ出して全身に回ることになり，急激な腎不全やショックを起こします。これを筋腎代謝症候群といい，発症すれば助かる人は50％ぐらいです。閉塞後6時間もたつとそのおそれがあり，8時間以上だとほぼ確実にこの症候群を起こすので，血行再開は一刻を争う必要があります。遅れるとよくて下肢切断，下手をすれば一命を失うことになりかねません。

静脈の病気

静脈瘤

立つと下肢の静脈が怒張し蛇行しているのですぐ判ります。解剖と生理のくだりで話したように下肢の表在静脈は大・小の伏在静脈に集められ，大腿静脈や膝窩静脈などの深部静脈に注ぎ右房へ戻りますが，深部静脈やこれと表在静脈を結ぶ穿通枝に血栓が出来たり静脈弁が不全になると，表在静脈に血液がうっ滞して瘤を作るのです。もともと静脈の壁

が弱いなど体質的にも出来やすい人があります。ひどいと褐色の色素が沈着したり潰瘍を作ったりします。小伏在静脈の領域ですとふくらはぎに，大伏在静脈ですと大腿にも静脈瘤が出来ます。

　治療としてまず注意するのは長く立ったり，坐ったままでいないことです。お行儀は悪いですが机に脚を上げるのも生理学的には良いことです。歩くと筋肉ポンプが働くのでうっ血を軽くします。静脈瘤がはっきりしているときは弾性靴下を使います。足首がきつく大腿へ向ってゆるくなるものを選んで下さい。

　静脈瘤がひどくそのための皮膚症状が出たり，太さが20 mm以上になって美容上もどうかと思われる方には静脈を抜去する手術や，静脈の一部をしばった上で硬化剤を注入するなどの治療が行われます。いずれも一長一短があるので，専門医とよく相談して下さい。

下肢深部静脈血栓症

　膝窩静脈や大腿静脈あるいは総腸骨静脈に血栓が出来て，その側の下肢がうっ血し，腫れ上る病気です。血栓性静脈炎の場合はさらに炎症の症状が加わります。下肢を同じ高さで測って周囲が1 cm以上違うときはその疑があります。このところ脚光を浴びているいわゆるエコノミークラス症候群の原因は本症に外なりませんが，実際に多いのは妊娠末期や大きい子宮筋腫で骨盤内の静脈が圧迫されたり，腰椎や大腿骨の整形外科手術で長期に安静臥床をとった後に出来やすくなります。手術後まだ痛いのに無理やり歩かされるのはこの予防のためですから我慢して下さい。

　治療には酵素の作用で血栓を溶かす血栓溶解療法を行ったあと，ワルファリンで再発を予防します。血栓が出来て数日以内だと，急性動脈閉塞のところで話したフォガティカテーテルで除去することもあります。再発を繰返し，肺動脈の血栓塞栓症のおそれがあるケースでは，下大静脈にこうもり傘の骨のようなフィルターを挿入して血栓を捕えることも

します。かつては一度設置すると外すことが難しかったのですが，今は1〜2週間入れたあと回収することが出来るタイプが開発されて使いやすくなりました。

第七話　心臓病の検査あれこれ

　どうも心臓病らしいということになれば，いよいよ病院か診療所の門をくぐることになります。
　これは気の重いことです。病院に知人でもいればまだしも，はじめてのところへ行く心細さ，窓口の混雑，仰々しい検査器械への不安，診断結果についての心配，それに経済的な問題もあり，症状がひどくなければつい1日延ばしにすることになります。
　これが早く発見し，早く治す，できれば病気を未然に防ぐ，といった一般原則に背くことはいうまでもありません。
　ここでは患者さんの不安をできるだけ取り除き，落ち着いて診察や検査が受けられるように，その内容や意味づけを説明するつもりです。

一般的な診察でわかること

問診と視診

　漫画に出てくる医師は，たいてい額帯鏡をつけ，首から聴診器をぶら下げています。たしかにこれらは象徴的な小道具に違いありませんが，医師が診察というのは，五感と簡単な道具で，直接病気に関する情報を集め，従来の経験や知識に照らし合わせて，判断を進めていく行為をすべて含みます。
　患者さんと医師との出合いは，重症で口もきけないときは別として，普通は問診で始まります。
　問診はどんな病気にも欠かせませんが，心臓病は発作のかたちをとることが少なくないので，とくに重要です。心臓神経症の胸痛と，狭心症の発作を区別するときや，精神的なことが原因のどうきと，発作性頻拍症によるどうきを見分けるときなど，これらの病気が発作中でないと心

電図に現われにくいこともあって，ほとんど問診だけが頼りになります。

　ですから医師の質問には症状のありのまま，そして時間的な関係や症状の程度を具体的に答えてもらえると，たいへん参考になります。

　問診をするとき，医師は単に症状を聞き出すだけでなく，性格的な面まで探りを入れたり，生活全般の背景を推測したりします。たとえば患者さんの様子がオーバーなら，症状を割り引いて考えたり，訴えがなくても話をしているときの息のつき方が苦しそうなら，呼吸器の病気があるのか，心不全で肺にうっ血があるのかと予想したりします。医師は一種の勘をはたらかせるのです。

　余談になりますが，電話でのやりとりも診察になります。そんなことまでと思われるかもしれませんが，健康保険でもちゃんと認められており，事実，掛かりつけの患者さんなら，電話だけでも十分病状がわかり，有益な助言をすることができます。

　次は視診ですが，たいていは問診しながら進めていきます。

　瞼の裏をみたり，唾を"ごくん"と飲むようにして喉の動きをみるのは，どうきや息切れに関係の深い貧血や甲状腺肥大の有無を調べるためです。

　目がしら寄りの上眼瞼に，黄色っぽいいぼ状のものがある人は，血液中のコレステロールが増えていることが多いので，動脈硬化の心配をします。

　チアノーゼは先天性心疾患や肺性心，その他重い心臓病の診断に大切です。唇や爪の色で判断しますから，口紅やマニキュアをしていると困ります。おしゃれが身を滅すことにもなりかねません。

　そのほか，坐った姿勢で静脈が張っていれば，うっ血性心不全を疑い，胸骨や脊椎が強く変形しているときは，心臓を圧迫する可能性があるので注意します。

打診・触診

　打診は心臓の大きさや肺の変化，肋膜腔に液体が溜まっているかどうか，などを知るうえで重要なものでしたが，現在はその役割の大半をX線検査に譲ったかたちになりました。

　心臓部に手を当てて，心室の拍動の様子をみたり，肝臓が腫大しているかどうかを確かめるのは触診ですが，もっと大事なのは脈をみることです。

　脈は前にも話したように，普通手首か肘の内側でみますが，必要によっては足首やももの付根，鎖骨の上あたりでも調べます。左右で拍動が違ったり，一側でまったく触れないときは，動脈がつまっている可能性があります。

　足ではよく脈が触れるのに，手で触れにくければ，いわゆる脈無し病です。逆に手では強く触れるが，ももや足で触れなければ，若い人なら大動脈縮窄症という病気が考えられます。これは大動脈がくびれていて，下半身には細々としか血液がめぐらない病気です。高齢者なら閉塞性動脈硬化症が疑われます。

　大動脈弁閉鎖不全症や動脈管開存症では，逆流や短絡によって最小血圧が低くなるので，特徴のある脈を触れます。

　炎症がおこると局所は熱く，動脈がつまればその先は冷たくなります。これも触ってみればわかることです。

　話のついでに，臭いで診断する病気はないかというと，いろいろあります。心臓病に関係があるものでは重い糖尿病や尿毒症がそれです。しかし残念ながら嗅診という言葉が一般的になる見込みはないようです。

聴診――心音と心雑音

　打診に比べて，聴診は170年以上の昔から現在に至るまで，重要な診断法の1つです。

　聴診器で聴く心臓の音には，心筋が収縮し，血液が拍出されるときに

出る第Ⅰ音，血液の拍出が終って弁が開閉するときの第Ⅱ音，心房から心室に血液が流れ込むときの第Ⅲ音，心室拡張期の終わりに心房が収縮するときに出る第Ⅳ音があります。

第Ⅲ音と第Ⅳ音は，正常な成人では普通聞こえないので，もしはっきりしていれば，異常があると見なければなりません。

心音とともに心雑音を聞き分けることも大切です。心臓の発する音はすべて雑音ですから，ここでいう心音，心雑音の区別は便宜的なもので，短い音を心音，長く続く音を雑音と呼んでいます。

病的な雑音は，弁の狭窄や閉鎖不全，心臓の奇型などが原因で生じます。雑音が一番強く聞えるのはどこか，収縮期か拡張期か，振動数が多いか少ないか，などを細かく聴き分ければ，弁膜症，先天性心疾患の大半を，聴診器一本で診断できます。

雑音の強弱は心臓病の重さと無関係

ここでひとことご注意しておきたいのは，正常な心臓でも，わずかの雑音ならあるのが当り前だということです。毎分5 l ものの血液が，狭い心臓の中を，弁や乳頭筋，腱索の間をくぐり抜けて流れるのですから，多少の音が出るのは当然でしょう。

とくに子供では血液の流れが激しく，胸壁も薄いので，こうした生理的な心雑音が大きく聞こえ，病的な雑音とまぎらわしいことがあります。

毎年，夏になると，雑音があるためプールに入れてもらえない児童を連れて，父母が相談に見えますが，無害性雑音と診断されたら心配無用です。

心音がコトコト聞えるだけで，雑音がまったくないのは，心拍出量が減ったためですから，かえって心臓が弱っている証拠になることもあります。また弁膜症でも雑音のない変わりものがあって，"啞の僧帽弁狭窄"といいます。雑音の大きさだけで診断しようとすると，このような落とし穴に落ちてしまいます。

聴診は呼吸器の状態を知るうえでも重要です。呼吸するとき，肺から出るヒューヒューとか，ブツブツとかいう音を"ラッセル"といいます。これは肺炎や気管支炎の診断に役立つほか，心臓喘息，肺水腫など，左心不全の診断にも欠かせません。

血圧をめぐって

血圧の測り方

血圧はマンシェットという薄いゴム袋の入った布製の帯を，上腕に巻いて測るのが普通です。

マンシェットに小さなゴム球で空気を送り込むと，中の圧力がだんだん上がってきて，腕が締めつけられます。すると上腕の内側を通る上腕動脈も圧迫され，ついに血液は途絶えます。

このときの圧力が最大血圧で，ゴム袋に連結されたガラス管の水銀柱の高さで読みとります。

実際はあらかじめ肘の内側で上腕動脈の拍動がよく触れるところに聴診器を当てておき，空気圧を血圧より高くしておいて，徐々に空気を抜いていくと，血流が再開したとき，脈がトントンと音として聞こえ出します。このときの水銀柱の高さをミリメートルで表わしたのが最大血圧です。

空気をさらに抜いていくと，トントンという調子が低くなり，やがて聞こえなくなります。圧迫がすっかりとれて，血液が自由に流れるようになり，音を出さなくなったからです。このときの圧力が最小血圧です。

この方法は，外部からの圧迫による血流の変化を目じるしにしていますので，まくり上げたシャツなどで上腕動脈が圧迫されれば，値は不正確になります。

また測定中に話しかけられたりすると，肝心の音を聞きもらすことがあるので，なるべく静かにして頂きたいところです。

血圧値は変わるもの

血圧はいろいろな条件で変動し，決して一定ではありません。

高血圧性心疾患のところでも話しましたが，血圧値は心臓が収縮するたびに拍出される血液の量，径 0.1 mm ぐらい以下の細い末梢動脈の緊張によって生ずる末梢血管抵抗，体内を循環している血液の総量すなわち循環血液量，血液の粘性などによって決まります。

たとえば，運動などで心拍出量が増えたり，寒さで皮膚の血管が収縮したりすれば，血圧は上がります。逆に脱水症や出血で血液量が減れば，血圧は下がります。冬は高く夏は低目になるのもこのような理由からですが，冷暖房の普及で血圧の季節的変動は以前より目立たなくなりました。

怒ったり，いらいらしたりすると，副腎から交感神経を刺激するノルアドレナリンというホルモンが分泌され，末梢動脈を収縮させるので，血圧が上がります。タバコでも同じことが起こります。診察室で測った血圧が，いつもよりかなり高く出ることは少なくありません。これは白衣高血圧といいますが，環境や診察の結果に対する不安のなせるわざでしょう。職場での健診もやや高くなる傾向があります。

坐っているときと，横になっているときでは，普通では大差ありません。臥位の方が多少高目のことが多いようです。ただし，ある種の降圧薬を服用していると，立位や坐位で血圧がすっと下がることがあります。

同時に測っても，血圧が左右の腕で 10 mm ぐらい違うことはよくあることです。しかし 30 mm 以上の差があったら，大動脈や鎖骨下動脈の病気を考えなければなりません。

変動する血圧を追う

このようなわけでいろいろな条件下で血圧を測り，1 日の平均的な血圧値，最高値と最低値を示す時間帯などを知ることが大切になります。そのために開発されたのが携帯自動血圧計です。電池で作動するものも

ありますが，わが国ではボンベに填めた炭酸ガスを動力にするものが主です。あらかじめ決めた間隔，普通30分おきにボンベから腕に巻いたマンシェットにガスが送られ，自動的に血圧を記録します。こうして測りますと健常者では睡眠中の血圧は日中より15％前後低くなります。たとえば日中の収縮期圧が130 mmHg なら睡眠中は110 mmHg ぐらいに下ります。しかし高血圧の患者さんの中には低下が10％以内のことがあり，心臓，腎臓，脳などへの悪影響がひどくなりやすいので要注意です。また逆に高齢者では20％以上下ることがあり，動脈の弾力性の低下や脱水が関係するようで，朝目が覚めたら四肢に麻痺が起こっていたという夜間発症型の脳梗塞の一因と考えられています。

　このように携帯自動血圧計はいろいろの情報を与えてくれ，ことにどんな降圧薬を選ぶか，服用は朝がよいか夜にも服用すべきかといったことで大変役立ちますが，健康保険で使えないため1回5,000円くらいの費用がかかること，夜間も30分おきに腕を絞めつけられ睡眠の阻げになることなどの欠点があって広く使うには無理があるようです。

　これに代るものとして家庭用血圧計で日常生活のさまざまな場面の血圧を測定する方法があります。いろいろ種類がありますが，指や手首で測るものは低く出やすいので，腕にマンシェットを巻くタイプを選んで下さい。初めのうちは経験者に確実な測り方を教えてもらうことも必要です。何回か測って数値が安定したところで平均するとほぼ正確な値が得られます。経過を知るには起床後1時間以内と就眠直前に測るのが良いでしょう。今まで日本で販売された家庭用血圧計は軽く3000万台を突破するそうです。ほぼ2世帯に1台という計算になりますから，これを活用しない手はないと思います。

心電図の知識

わりのよい心電図検査

　生物が活動するときは，なんらかの電気現象を伴います。
　電気うなぎやしびれえいでは，これが武器になるほど発達したものですが，普通は非常に弱く，人間の心臓が活動するとき生ずる電位差は，すぐ近くの胸壁で数ミリボルトに過ぎません。心電図はこの電位差の時間的変動を増幅して，グラフにしたものです。
　このような微弱な変動をグラフにするのは，なかなかたいへんなことで，戦前は1人の検査に相当な時間と手間をかけたものでした。しかし戦後，エレクトロニクスの進歩で装置の改良が進み，今日では心臓の検査を代表する地位を確立しました。
　確かに，手間，安全性，装置の値段，1回ごとの費用といった点と，その結果得られる情報の価値とを比較すると，これほどわりのよい検査はちょっとほかに見当たりません。

心電図のとりかた

　心電図をとるには，皮膚に食塩水か含塩ペーストなどを塗って電気を通りやすくし，導子という金属片を固定して，そこからコードを心電計に導きます。
　導子をつける場所としては，心臓から離れた手首，足首と，心臓のすぐ上の胸壁とがあり，それぞれ四肢誘導，胸部誘導と呼ばれます。
　四肢誘導は胸腔内での心臓の位置関係など，全体の様子をつかむのに用いられ，胸部誘導は導子のすぐ下にある心筋の状態を知るのに役立ちます。これは離れて見ると，相手の体格や姿勢がわかり，近づけば肌の色つやとか，衣服の細かいところまではっきりするのと同じです。
　心電図検査は普通，仰臥位で安静にして行います。ですから検査中は手足を動かしたり，人に話しかけたりしてはいけません。また指示のない限り，なるべく静かに呼吸することも大切です。大きな呼吸をすると

心電図の基本形

こうしてとられた心電図は,導子をつけた位置によってかたちはいろいろです。図に右手と左手の導子から誘導された第Ⅰ誘導の心電図を示します。

左からみていくと,基線と呼ばれる水平の線に,まず上向きの小さな瘤が現われます。これは心房の収縮によって出る波で,P波といいます。P波のあと,わずかの平らな部分に続いて小さい谷のQ波があり,すぐ上に向かって急峻なピークを作ります。この目立つ波がR波です。

R波はたちまち急降下し,S波という谷を作ったあと水平となり,すぐ大きく盛り上がったT波に移行します。S波とT波の間のST部分は,心筋虚血の有無などを診断するのに重要なところです。

T波は少しゆるめのカーブで基線に戻りますが,この途中にU波というなだらかなふくらみを認めることがあります。

心室筋はQ波に一致して収縮を始め,T波の終わりから拡張期に入りますので,QRSTを心室群と総称することがあります。U波の出る理由はまだはっきりしていません。

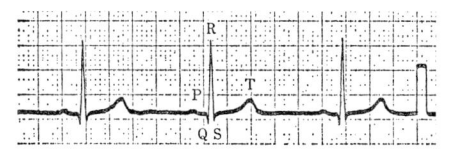

正常の第Ⅰ誘導心電図。
山や谷はそれぞれP・Q・R・S・Tと名付けられています。横軸の1ミリ目は0.04秒,縦軸の1ミリ目は0.1ミリボルトで,目数を数えることで,時間的な関係や電位を知ることができます。右端にある段は目安として入れた1ミリボルトの電位を示します。

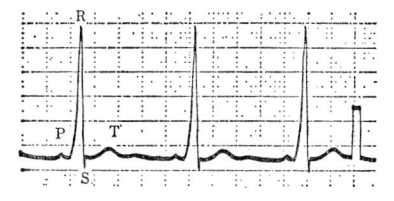

WPW症候群の心電図。
PからすぐRに移行し,立ち上りのところがゆるやかなのが特徴です。

不整脈を見分ける

　心電図は心房や心室の興奮をはっきり示しますから，不整脈を診断し，治療するのに，たいへん役立ちます。というより，心電図なしにはこういったことは不可能といってもよいでしょう。

　たとえば，P波と心室群の間がだんだん開いて，ついに心室群が1つ抜けるときは，II度の不完全房室ブロックです。そしてP波より少ない頻度で，心室群が別のリズムで出現すれば，完全房室ブロックです。P波が消えて基線がさざ波のようなf波に変わり，心室群が全く不規則に出てくるのは心房細動です。

　心室性期外収縮は心室筋の一部が早まって興奮し，心室筋全体に拡がるので，心室群はQRS幅の広い異様なかたちにひずみ，また先行するはずのP波がありません。そしてこのような波が続いて出るときは，重い不整脈である心室性頻拍の可能性があります。

　脚ブロックは刺激が心室全体に拡がるのに時間がかかり，心室性期外収縮に似た心室群が出ますが，P波が先行している点が違います。

　WPW症候群では，正常伝導路を通る刺激と，副伝導路を通る刺激が混ざり合って心室に伝わる結果，P波に続いて斜めにずり上がるようなR波が現われ，Q波はみられません。なお不整脈の実例は，虚血性心疾患や不整脈の話のところに出しましたので，ページを繰ってみてください。

　欠滞は期外収縮でも，房室ブロックでもみられますが，脈拍だけでどちらかを区別するのは難しいことがあります。このようなとき心電図をみれば，一目瞭然です。このように脈拍だけでははっきりしない不整脈も，心電図ですべて明らかになります。

心筋の状態がひと目で

　心電図は心筋が収縮するときの電気現象をグラフにしたものですから，心筋の状態を探るのに欠かせません。とくに心筋梗塞の診断に威力を発

揮します。

　心筋梗塞は冠動脈がつまって，その先の心筋が死んでしまう病気ですから，その部分から誘導した心電図にはっきり変化が出ます。こうして診断がつくだけでなく，梗塞になった場所と拡がりを明らかにすることができます。また繰り返し検査することによって治り方もわかり，リハビリテーションを進めていくうえでの手掛かりとなります。

　また心筋梗塞に至らないまでも，冠動脈の流れが悪く，心筋が酸素不足になったとき，腎不全で血液中のカリウムが異常に増減したとき，リウマチや風邪で心筋に炎症がおこったときなど，さまざまな心筋の変化を，心電図は明らかにしてくれます。

心臓の負担も現われる

　不整脈や心筋の状態のほかに，心臓にかかる負担も心電図でわかります。

　Ｐ波が高くとがってくれば右房の，幅が広くなれば左房の負担が増えている証拠となりますし，心室群の高さや幅から，左右の心室のどちらに無理があるかを知ることもできます。

　もちろん，これだけでは負担の性質まではわかりません。重そうな荷物を背負っていても，中味までは知りようがないのと同じで，左室に無理がかかっているのは確かですが，それが高血圧症のためか，弁膜症のためかということは，診察してみてはじめてわかることです。

　ときには，単にやせて胸壁が薄いだけで，左室負荷があるようにみえることもあります。

　このように心電図には自ずと限界があり，コンピュータで診断するときなど，間違いのもとになる可能性もあります。一般的に機械だけで診断すると，このような落とし穴に落ちる危険がついてまわるのを避けることができません。

負荷心電図のいろいろ

運動をしたり，血圧を上げたりして心臓に負担をかけると，一時的に心筋の酸素不足や軽い心不全がおこり，これが心電図に現われることがあります。このように心臓になんらかの負担をかけて，安静時心電図だけでははっきりしない異常を見つけ出すのを，負荷心電図といいます。

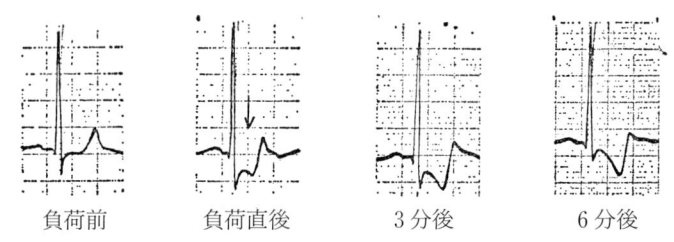

負荷前　　　負荷直後　　　3分後　　　6分後

労作性狭心症の人のマスター2階段試験による負荷心電図です。負荷直後，ST部分が3mm位下降しています。6分たってもまだ回復していません。

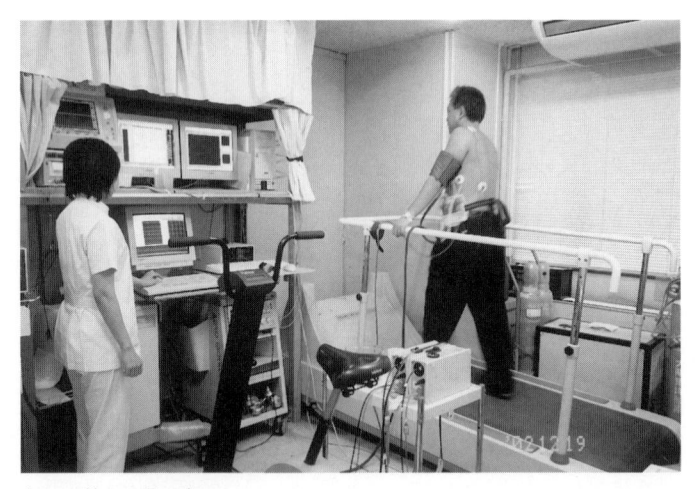

トレッドミルテスト。
腕に血圧計，腰に心電計を付けています。これらの記録は有線で左のモニターに表示，記録される仕組みです。

負荷にはいろいろありますが，もっとも普及しているのはマスターの2階段試験です。これは一定の高さの階段2段を，男女，年齢，体重ごとに決められた回数だけ昇降して，負荷前と，負荷後10分ぐらいまでの変化をみるやり方で，負荷の時間は1分半または3分が普通です。負荷後，心電図のST部分がどう変わるかによって判定します。労作性狭心症の方には欠かせない検査といえますが，負荷中の心電図をモニターできないのが欠点です。

　このところ盛んになってきたのが，トレッドミルテストです。トレッドミルというのはモーターで動くベルトで，傾斜やスピードが自由に変えられる，いわばルームランナーの親分のような機械です。いろいろなプログラムがあって，心筋梗塞のリハビリテーションから，スポーツ選手のチェックまで，幅広く用いられます。費用と手間が2階段試験よりかかる欠点がありますが，心電図と血圧をモニターするので安全性が高く，また人それぞれの限界まで負荷をかけることが出来るので心臓病の方の生活指導，スポーツ事故の防止などに大変役立ちます。

発作時の心電図を捉える

　発作性頻拍症のように，いつおこるかわからない不整脈は，普通のやり方ではよほど運に恵まれないと，病院，診療所ではキャッチできません。そのため簡単な心電計にカセットテープレコーダーを組み合わせた装置が工夫され，異状を感じたら患者さん自身がボタンを押して記録を採り，あとで医師が診断するのです。

　この方法で不整脈発作の正体のみならず，狭心症と思っていたのが不整脈だったり，両方が同時におこったりといったこともわかるようになりました。

　これをさらに発展させたのが開発者の名前を付けて俗にホルター心電図といわれる長時間心電図です。弁当箱くらいの携帯用装置を用いて24時間分の心電図を圧縮して磁気テープに記録し，あとでブラウン管

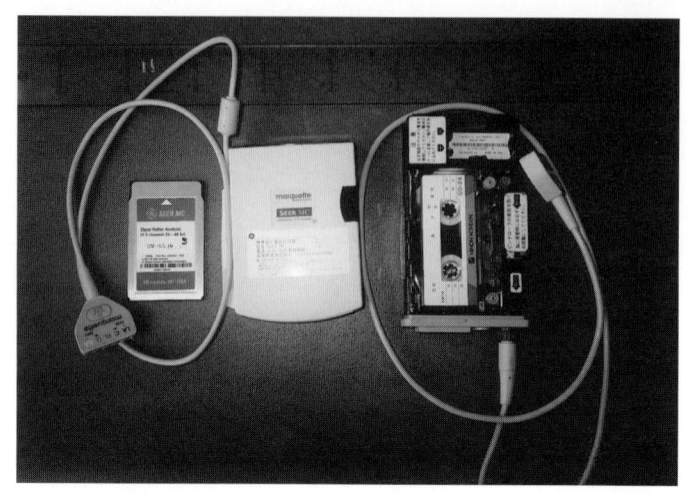

ホルター心電図の記録器。
右が磁気テープを使うもの，中央はデジタル式。左はそのメモリーカードです。デジカメのメモリーを応用すればもっと小型化できるでしょう。

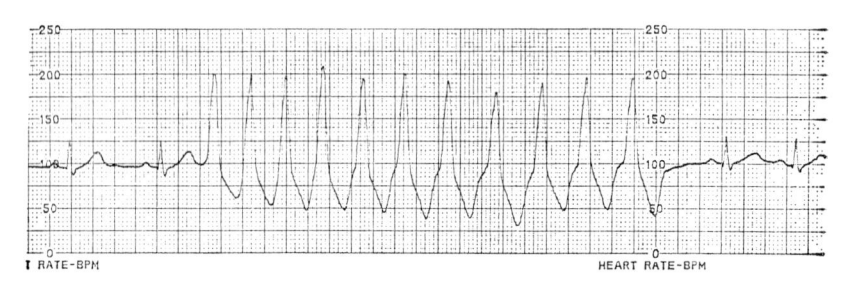

テープから再生した心電図。
中ほどに心室頻拍が記録されています。患者さん自身には自覚症状はありませんでしたが，これが長く続くと危険です。右上の数字はこの発作が午後9時3分頃おこったことを示しています。

に再生して，その間にどのような心電図変化があったかを分析する方法です。

危険な不整脈のおこりやすい特発性心筋症や退院後間もない心筋梗塞の方，不整脈治療薬が本当に効くのか否かを確めるとき，運動負荷では現われにくい異型狭心症の発見などに大変役に立ちます。突然死との関連でこのところ注目されている無症候性虚血もホルター心電図で見つかることがよくあります。コンピューターである程度自動化されていますがまだまだ不十分で，1人を分析するのに熟練した医師や技師が1～2時間も釘付けにされてしまうのが難点です。テープの代りに半導体メモリーを使い，あとで分析する手間を省いたものもあり，記録器も小型で済みますが，テープがないので見直すことができないのが欠点です。

無線で心電図を送り，離れたところで記録するテレメーター心電図も，装置の進歩に支えられて，いろいろなところで用いられるようになりました。心筋梗塞の患者さんに使えば，安全に日常生活の範囲を拡げることができますし，スポーツ医学にも役立ちます。

似たようなものに，電話で心電図を送る方法もあります。ファクシミリを使うのです。これなら何百 km 離れても大丈夫です。不便なところに住んでいても，これがあれば心臓病専門医の診断が，たちどころに得られるわけです。

このように心電図は，時間と距離の制約を乗り越えて，活躍の場を拡げつつあります。

なくては済ませぬ X 線検査

正常な心臓はどんな形か

心電図とともに，X 線検査は心臓病の診断になくてはならぬものです。

ひとくちに，心臓病の X 線検査といってもいろいろありますが，こ

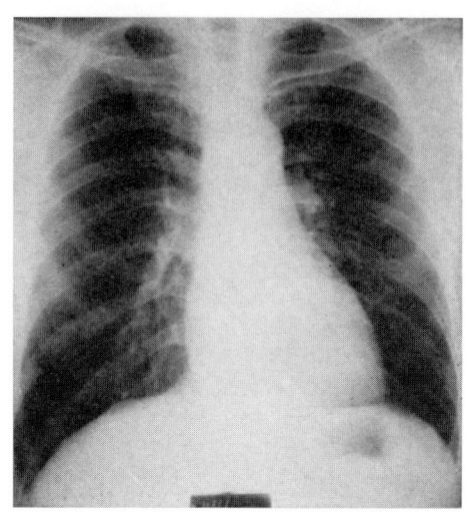

説明は本文をごらん下さい。
正常な胸部 X 線写真

こではごく普通に行われる胸部の単純撮影をとりあげます。
　図は，胸部をフイルムに密着させ，背中から X 線を照射して撮った，正常の人の胸部 X 線写真です。左右に広がった黒い部分は肺で，中央の，少しゆがんだとっくり形のところが心臓です。なお X 線写真は，ちょうど相手と向き合った格好で観察しますから，左右が逆になります。
　心臓の右側の部分，すなわち写真では向かって左側に，上大静脈と右房があります。とっくりの口にあたるところは大動脈で，そこから緩やかなカーブを描いて，左側は下半分で大きく張り出しています。
　上半分の，少しへこみ加減の部分には肺動脈と左房の一部が顔を出し，下半分の張り出しは左室からできています。右室と左房の大部分は，心臓の影の中に埋れてしまって，目立ちません。右室は心臓の前側に，左房は後側にあるからです。
　したがって，心臓のどの部分が大きくなっているかを知るには，斜め

や横から撮るとか，とくに必要のあるときは，心臓に造影剤を注入するなどの方法が採られます。

こうしていろいろな撮り方をすると，正面からの写真では心臓が大きくなったようにみえても，横から写せば胸が薄いために，心臓が脊椎と胸骨にはさまれて，扁平になったためとわかることがあります。また左側に大きく張り出していて左室肥大のようでも，実は中央部にある右室が拡張した結果であって，左室は正常であるというようなこともわかります。

病名まで写し出すこともある

フィルムに写る心臓の形は，ある程度，病名まで写し出します。

たとえば僧帽弁狭窄症では血液が左房にうっ滞するとともに肺高血圧がおこり，左房と肺動脈が拡張する結果，心陰影はウェストの太い"僧帽型"となります。

これに対し"大動脈型"というのは大動脈弁の故障で左室の負担が増え，左縁の下部が大きく張り出したものです。ヒップの大きいグラマー型とでもいいましょうか。

先天性の心臓病でも，それぞれの奇型によって，"木靴型""あひる型""だるま型"など，種々の特徴を示すものがあります。

心膜腔に水が溜まると，心臓自身の大きさは正常でも，胸の下半分に氷嚢のような大きな陰影が出ます。また心膜炎の結果，石灰が沈着して，心臓が鳥かごにでも入れられたようになることもあります。

大動脈の病気には心電図があまり役に立たないので，X線検査がとくに重要です。

大動脈が異様に膨らんでいれば大動脈瘤でしょうし，白いはっきりした影があれば，大動脈に貝殻のような石灰が付着した証拠ですから，大動脈の硬化が考えられます。

心不全の予知と診断にも

　X線検査は，診断に役立つだけでなく，経過が良いか悪いか，現在の養生が適当かどうかを決めるのに，なくてはならぬものです。

　前にも話をしたように，心臓病のほとんどは，心筋梗塞にしても，弁膜症にしても，無理が重なると心臓が大きくなってきます。そのままにしておくと，心不全をおこすのは目にみえています。

　ですから，何回かのX線検査で心臓が大きくなってくるようなら，仕事を減らすとか，食事療法をきちんと守るとかして，心不全を予防しなければなりません。

　経過が思わしくなく，心不全をおこした場合もX線検査の出番です。

　左室が弱れば肺にうっ血を生じます。どの程度のうっ血があるかは，呼吸困難の様子や打診聴診でもかなりわかりますが，X線写真ではもっと細かな点まではっきりさせることができます。

　激しい呼吸困難をおこす急性の肺水腫では，肺に雲のようなもやもやした影が出てきますし，こじれて左心不全に右心不全が加わってきたときは，肋膜腔に水が溜まって，べたっと白く写ります。

　肺の組織の間にむくみがくると，1～2 cm ぐらいの木綿糸のような水平に走るすじが肺のへり近くに現われます。これを中隔線といい，肺うっ血の証拠の1つです。

　このように，X線検査は診断だけでなく，治療を続けていくうえにも欠かせませんが，一方では放射線障害をおこすのではないかという心配もあります。実際に1枚の胸部X線撮影でうける放射線の量は許容量の半分以下で，極端なことをいえば，毎日撮っても差支えない計算になります。

　もちろんこれは架空の話ですし，放射線は少ないにこしたことはありませんので，私共も極力検査を控えていますが，もうおわかりのように，1枚のX線写真から得られる情報も，他に換え難いものがあります。

　ですから乳幼児やこれからお母さんになろうという人は，それなりの

注意が必要ですが，一般的には胸部のX線撮影については，それほど神経質になることはありません。

音による診断——心エコー図

音による診断としては今に至る長い歴史を保つ聴診法があり，また心音や心雑音をグラフにした心音図がもてはやされた時期がありました。しかし40年ほど前，超音波を使う心エコー図が産声を挙げてから心音図は次弟に影が薄くなり，今ではすっかり過去のものとなりました。

心エコー図法の原理

心臓から出る音を記録するのが心音図なら，心エコー図は外から送り込まれた音波が，心臓の内部ではねかえってくるのを記録して，構造や機能の変化を見つけ出す検査です。だから"こだま"を意味するエコーという言葉が用いられるのですが，送り込む音波は耳に聞える普通の音ではなく，毎分数百万回も振動する超音波です。

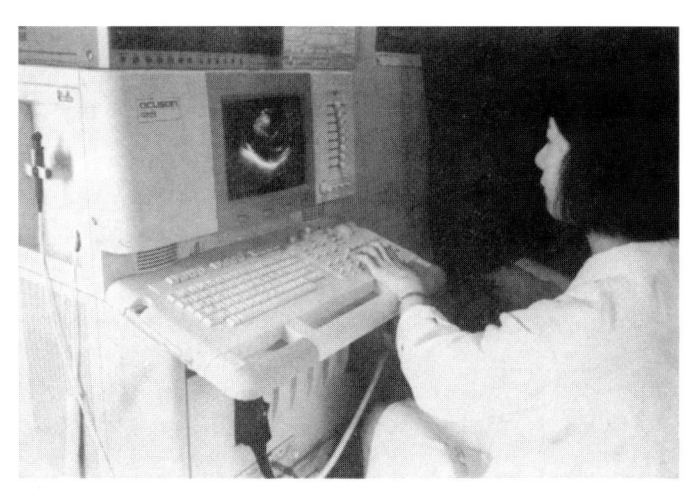

心エコー検査。
ブラウン管には心臓を縦に切った像が出ています。

細い束にした超音波は，人間のからだにまっすぐ入っていきます。質の違う部分に当たると一部は反射されますが，残りはさらに深く進入し，したがって体表からいろいろな距離にある心臓の各部分を浮かび上がらすことができるのです。ことに心臓のようにたえず拍動している器官では，それぞれの場所の動くスピードまでわかるので，たいへん有利です。

　こんなたとえ話をすると齢がわかってしまうかもしれませんが，戦前は敵の空襲に備えて，聴音機という大きなラッパを束にした装置が用いられました。かすかな敵機の爆音に聞き耳を立て，その方向と距離を求める兵器です。

　ところが戦争が始まったら，聴音機はたちまち前世紀の遺物となりました。ごく波長の短い電波のビームで大空をくまなく探り，敵がいればはるか遠くから反射してくる電波でその存在を明らかにしてしまうレーダーが発明されたからです。

　心エコー図はいわば心臓病の検査におけるレーダーです。ただし特別な装置なしでかなりの所まで判る聴診が，聴音機のように不要になったのではありませんから，誤解しないでください。

心エコー図法は何でも屋

　心エコー図がどんな使われ方をするのか，その第一は心臓の各部分の寸法を測ることです。

　心臓の大きさはX線検査でわかりますが，X線検査は影絵をみているようなものですから，全体の大きさはつかめても，部分部分の大きさを正確に知るのは難しいことがあります。ことに心室が単に拡張したため大きくみえるのか，それとも心筋の肥厚が加わっているのか，といった区別は普通のX線検査では決めかねることです。

　X線検査のもう1つの弱味は，たえず拍動している心臓周期の，どの時点で撮影が行われたかがわからないことです。X線検査でこれらの点を明らかにするには，心臓の内に細い管を入れ，造影剤を注入して

映画を撮らなければならず，手間もかかりますし，第一，患者さんの負担が少なくありません。

　心エコー法によりこれらの点は，一挙にとはいえないまでも，かなりのところまで解決されました。超音波を送り込める場所が限られており，またお年寄りで肺気腫などがあるときは，そのような場所自体がみつからないなどの制約はありますが，90％くらいの人で左室の横径，心筋の厚さと動き，左房の大きさなどが測定できるようになったのです。

　収縮期，拡張期それぞれの左室の寸法がわかれば，1回の収縮で拍出される血液量，すなわち一回拍出量が計算できます。これに脈拍数を掛けたものが心拍出量ですから，あとは血圧を測るだけで，心臓の機能のあらましをたちどころに知ることができるのです。

　心拍出量は，あとで話す心臓カテーテル法や指示薬稀釈法など，面倒な方法を使って，やっと手に入れることができた貴重な情報でしたから，これは大きな進歩といえましょう。

　ただし，残念ながら，心臓の収縮が一様に行われない心筋梗塞や特発性心筋症などの一部の心臓病では，誤差が大きくなるので，他の方法に頼らなければならないことがあります。

　心エコー図では，弁膜の動きも手にとるようにわかりますから，弁膜症の診断にたいへん役立ちます。ことに僧帽弁狭窄症などは一目瞭然といったところです。心房中隔欠損症やフアロ四徴症といった先天性の心臓病でも同様です。

　心膜腔に溜まった水をみつけ出すのも，心エコー法の得意とするところです。それまではアイソトープを使うとか，多少の危険をおかして心膜腔に針を刺して確める以外に方法がなかったのですが，心エコー法によって，これが簡単にできるようになりました。

　そのほか特発性心筋症，とくに肥大型心筋症，弁膜症の話のところででてきた僧帽弁逸脱症などでも，診断に有力が手掛かりを与えてくれます。また心房内血栓の有無や，感染性心内膜炎のとき弁膜に付着する病

的な物質なども映し出します。

　このように心エコー法は，心臓病のほとんどあらゆるところでなくてはならぬ存在となりました。多少の問題があるとすれば，検査に相当の熟練を要することで，心電図のように30分も習えば素人でも，記録だけはとれるといったのとは大違いです。検査にあたる医師や技師の腕と経験が，大いにものをいうのが，心エコー法の特徴ともいえるでしょう。

拍動心を断ち割って示す断層心エコー図法

　いままで話してきた心エコー図は，超音波を出すところが1ヵ所で，ここから100万分の数秒という短時間だけ超音波を出し，次の瞬間，その反射をとらえるといったことを，毎秒1,000回も繰り返してグラフを描きました。

　この超音波を出すところが数10ヵ所並んでいて，電子スイッチにより，順々に超音波を出しながら，数100分の1秒で一巡するというやり方で，エコー像をブラウン管に映し出すのが，断層心エコー図法です。

　この方法によれば，心臓の縦断面も横断面も描き出すことができ，心室の拍動や弁膜の開閉する様子を，素人にもそれとすぐわかるほど具体的，写実的に示します。今では超音波検査のほとんどがこの断層法によって行われます。

血液の流れが判る超音波ドプラー法

　救急車が近づいて来るとき，ピーポーの音が次第に高くなり，眼前を通り過ぎた途端低くなります。救急車のスピードが速いほど音調の変り方が著明です。これをドプラー効果ということは皆様もご存知でしょう。この効果を利用して外から超音波を送り込み，赤血球に当ってはね返って来る音との周波数の変化から赤血球のスピードすなわち血流速度を知ろうというのが超音波ドプラー法です。

　普通の心エコー図では構造上の変化は判りますが血液の流れまで知ることが出来ません。断層心エコー図にドプラー法を重ねると，心臓のど

こに短絡や逆流があるのか，弁の狭窄の程度はどのくらいかなどの血流情報も同時に判り，ベルヌイの式で心臓各部や肺動脈の圧などが算出できます（巻頭カラー参照）。これらの値は従来は心臓カテーテル法以外では知り得なかったもので，手術をするべきか否か，するとすれば何時施行するかなどを決めるのに大変役立ちます。

体の内からの超音波検査

このように万能と思われる超音波検査にも弱点があります。それは間に空気や骨があると超音波が入れず，また高度の肥満では音のエネルギーが吸収されて良いグラフが得られません。心臓についていえば肋骨や気腫状になった肺が邪魔をします。そこで考えられたのが超音波を出す探触子を体内に入れる方法です。身体各所で応用されますが，心臓について用いられるのが経食道エコー法です。これは直径9mmくらいの探触子を胃カメラの要領で食道に入れ，心臓の背面から超音波を出します。こうすると肋骨も空気の入った肺も邪魔しませんから死角がなくなり，とくに体表から調べにくい左房を中心とした模様がよく判ります。心房細動を治すとき，もし左房に血栓があるとこれがはがれて大事に至ることがあるので欠かせません。

血管内超音波法（IVUS）

アイバスと呼びます。直径1mmくらいの極小探触子をカテーテルに仕込み，1,800～2,000/分で回転させながら血管の横断面を描くのがIVUSです。IVUSでは血管壁の様子，たとえばアテロームがあればその厚み，分布はもちろん，コレステロールなどの脂質が多いか，それとも繊維組織が主なのか，あるいはカルシウムが沈着して貝殻のように固くなっているのか，単なる影絵に過ぎない血管造影より壁の性状をはっきりさせることができます。全体の流れは造影でないと判りませんから，造影が無用というわけではありませんが，冠動脈をバルーンで拡げたり，ステントを入れたりする治療の前後にIVUSを使うことで，治療法の

選択や仕上りを知るのに大変役立ちます。

　超音波には他にもいろいろ使い途がありますが，詳しくなり過ぎるので省略します。

精密診断の立て役者――心臓カテーテル法

心臓カテーテル法の歴史

　心臓カテーテルという言葉を耳にされたことのある人は，今日ではもう少なくないでしょう。この検査をうけた患者さんも，すでに数100万人に達していると思われます。

　静脈を通して，心臓までカテーテルという細い管をはじめて入れたのは，ドイツのフォールスマンで，彼は自分自身を実験台にしてこれを試みました。1929年のことでした。

　しかしせっかくの業績も，7年後，フランスのクールナンドがとり上げるまで，埋れたままになっていました。クールナンドはこれを自国で生かそうとしましたが許されず，アメリカに渡って，リチャードとともに心臓カテーテル法という1つの検査法に育て上げました。

　2人は創始者のフォールスマンとともに，のちにノーベル賞を受けました。3人の播いた心臓カテーテルの種は，大きく育って心臓病の研究，診断そして治療にはかりしれない貢献をしています。

　350年ほど前，血液循環の原理を発見したイギリスのハーベイを心臓学の開祖とすれば，クールナンドたち3人は，現代の心臓学の幕を明けたといっても過言ではありません。

心臓カテーテル検査の実際

　心臓カテーテルは，挿入する血管に沿って抜歯の時のような局所麻酔をした上で皮膚を2〜3mm切開し，特殊な針を使って血管にまず細くて弾力のあるガイドワイヤを入れます。そしてこのワイヤを芯にしてカテーテルを血管に送り込むのです。この方法は1953年，スエーデンの

セルディガーという人の開発した方法で，その前は2cmくらい皮膚を切開し，血管を露出して小さな鋏で切れ目を入れて，そこから挿入していました。セルディンガー法によって手早くカテーテルが入れられるようになり，痛みも抜歯程度で済み，傷跡はほとんど判らず，血管を傷めることも少なくなりました。

挿入する部位としてよく用いられるのはそけい部の動・静脈ですが，大腿動脈から入れると術後数時間の安静を守る必要があり，腰痛で我慢出来ない方もあったりして近頃は上肢の橈骨動脈もよく用いられます。必要に応じて頸静脈や鎖骨下静脈からも入れることがあり，要するに検査のためか治療のためか，目的によってカテーテルが違いますので，それに適した血管が選ばれることになります。

その種類ですが，かつてはクールナンドカテーテル1種類だけだったのが，数10種類が日常的に使われます。たとえば冠動脈造影によく用いられるジャドキンスカテーテルは，左右の冠動脈に入れるための各1本と，左心室に入りしやすくするため先端を豚のしっぽ型にしたもの，計3本が1組になります。このそれぞれが大動脈の太さ，カーブに合わせて3種類あり，また太さも3種類以上あります。なおカテーテル類の太さはFで標示されます。1Fは約0.3mmです。材質が良くなって壁が薄くても丈夫なカテーテルが作られるようになり，かつては7Fが主流でしたが，今は診断用としては5F，ときには4Fが使われています。橈骨動脈から入れられるのもそのお蔭です。

静脈から入れる右心カテーテルの代表は開発者の名前を付けたスワンガンツカテーテルです。先端に風船があり，血流に乗って右房，右室から肺動脈へ自然に入って行きます。X線透視を必要としないので，患者さんを動かすのが難しいCCUには欠かせないカテーテルです。

右心カテーテル法でわかること

それでは右心カテーテル法でどんなことがわかるのか，何を目的にこ

のような検査をするのかというと，その第一は右房から肺動脈末梢までの血圧を測ることにあります。今では心エコー法でも計算できますが，右心カテーテル法の測定が基準となります。

右室圧は，先天性心疾患や，肺疾患で肺を血液が流れにくくなる肺性心で高くなります。また僧帽弁膜症になったり，左室が弱って左房圧が上がっても，より高い圧力で肺循環をしなければならないので，肺動脈や右室の圧は上昇します。

右心カテーテル検査は，これらの病気でどのくらいの負担が右心系にかかっているか，そして手術をすべきかどうかをなどを決めるのに欠かせません。

第二の目的は，心臓のポンプとしてのはたらき具合を現わす心拍出量を測定することです。

心拍出量は，動脈血中の酸素と，体内各所をめぐって心臓に戻ってきた静脈血中の酸素，それに吐く息を分析して得られる1分間の酸素消費量から算出されます。この全身から集まった静脈血を採るのに，右心カテーテル法が必要になるのです。心拍出量は心エコー法や，後で出てくるRIでも計算できますが，この方法がもっとも標準的とされているのです。なおスワンガンツカテーテルでは先端から10 cmくらい手前の穴から0℃の生理食塩水を流し，その影響を先端のサーミスタで測る熱稀釈法で心拍出量を出しています。

左心系，右心系間の異常な交通路の発見は，右心カテーテル検査の第三の目的です。

心房中隔や心室中隔に欠損孔があれば，普通，左心系の方が血圧が高いため，動脈血が静脈血に混ざります。ですから右心系のいろいろな所で採血し，その中の酸素を調べれば，欠損の場所と流入する血液の量がわかります。

右房の左後側には，心臓を灌流してきた血液が集まる冠静脈洞というところがあります。ここの血液を採って動脈血と比較すると，心臓で使

われる酸素やその他の物質の量がわかります。この冠静脈洞カテーテル法も右心カテーテル法のバリエーションです。また特殊なカテーテルを使って，冠静脈洞の血流量を知ることもできます。

左心カテーテル法の必要な場合

異常が主に左心系に生じる虚血性心疾患や弁膜症，一部の先天性心疾患は，以上のような方法では診断できないので，左心カテーテル法が用いられます。

これには2通りの方法があります。その1つは経中隔左心カテーテル法で，大腿の静脈から入れた特別の装置で心房中隔を貫き，左房を経て左室にカテーテルを進める方法です。これは左房の圧力を直接測ったり，僧帽弁狭窄の程度を詳しく知るのにも役立ちます。第二話の僧帽弁狭窄のくだりで出てきたPTMCもこの方法を使ってバルーンを左室まで入れるのです。

もう1つは，逆行性左心カテーテル法といい，四肢の動脈からカテー

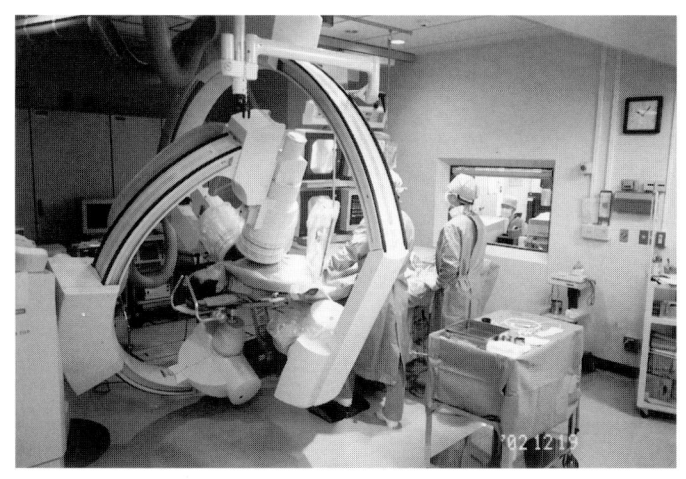

心臓カテーテル室。
二つのアームの下端にX線管があり，同時に二方向から撮影します。

テルを入れ，大動脈を遡って左室に達するやり方です。

　この方法では，左室の状態はもちろん大動脈弁の変化がよくわかりますし，心臓以外に大動脈瘤など，大動脈の病気を診断するにも用いられます。また虚血性心疾患の精密な診断になくてはならない選択的冠動脈造影は，前に話したジャドキンスなどのカテーテルを左右の冠動脈入口に差し込んで行います。

診断だけでなく治療にも

　心臓カテーテル法は診断だけでなく，治療法としてもいろいろに活用されます。

　前にも話しましたが，心筋梗塞の発作で房室ブロックがおこり，脈が急に30台に減ることがあります。このような場合，ブロックが治るまでの数日間，電極の付いたカテーテルを静脈から右室に入れ，刺激を送って適当な脈拍数を確保し，心原性ショックや心不全を防ぐことがあります。

　ブロックがなくても，心筋梗塞などによる重い心不全では，肺動脈までカテーテルを入れておくことがあります。きめ細かな治療をするには，絶えず肺動脈内の圧力や，心拍出量をつかんでおかなければならないことがあるからです。その目的で挿入するのがスワンガンツカテーテルです。

　変わったところでは，発作性頻拍症の治療があります。薬でなかなか治らないとき，電極付カテーテルを心臓に入れ，より早いリズムで刺激するのです。数分もしないうちに，たいていは頻拍が静まってしまいます。毒をもって毒を制する，ユニークな治療法です。第四話の不整脈のところで話したカテーテル焼灼法も原理は全く別ですが，カテーテルを応用した治療法です。

　冠動脈に特殊なカテーテルを入れて，粥状硬化で盛り上ったプラークを押し潰したり破れたプラークの上にできる血栓を溶かしたりすること

もひろく行われます。PCI がそれですが，詳しいことは第一話をごらん下さい。

血液循環の時間を測る

循環時間から何がわかるか

循環時間というのは，心臓を出た血液が全身をひとまわりして，再び心臓に戻ってくるまでの時間です。

もちろん，脳や腎臓など，循環に手間をとらない部分からは早く戻り，門脈系のように腸と肝臓の2カ所で毛細血管に分かれる場合は，時間がかかります。

これらをならしたときの循環時間——これを平均循環時間といいます——は，正常で約50秒です。

弁膜で逆流ができたり，心拍出量が減ったり，あるいはナトリウムや水が体内に溜まって，血液が水増しされた状態になると，循環時間が延びてきます。ですから循環時間の測定は，心不全の程度を総合的に判断するのに役立ちます。

平均循環時間を正確に測るのはなかなかたいへんなので，実際にはある2カ所の所要時間を測って，全体を代表させますが，これにも2，3の方法があります。

臭覚・味覚を利用する測り方

臭いや苦味のある物質を静脈に注射し，鼻や舌にそれが感じられるまでの時間を測って，その間の循環時間を知る方法は，どこでもできる簡便さが取り柄です。

臭いのある物質としては，エーテルとかアリナミンが用いられます。これらを腕の静脈に入れると，血流に乗って肺に達し，吐く息に混ざって鼻に感じます。この間，およそ5〜9秒ですが，静脈にうっ血のある右心不全では10秒以上，ときには20秒にもなります。

同じく苦味のある物質を静注すると，これは直接，舌に感じますから，腕から舌までの所要時間がわかります。正常は10～16秒くらいで，腕から肺までの時間との差，およそ5～7秒が肺から舌までの所要時間です。左心不全があったり，僧帽弁や大動脈弁に逆流があれば，この時間は10秒以上に延長します。

　左心不全に右心不全が合併して両心不全の状態のとき，弁膜症で著明な逆流があるとき，心臓の拡張で血液のよどみがひどいときなどでは，腕から舌までの時間が1分以上になったり，ときにはいつまでたっても，舌に苦みを感じないこともあります。

用途の広い指示薬稀釈法

　臭いや味など，本人の感覚に頼るやり方は，簡便ではありますが，意識のない人にはもちろん使えませんし，客観性にも問題があります。

　そこで色素など，機械に感じる物質を静注し，より正確に循環の様子を探ろうというのが，指示薬稀釈法です。

　指示薬としてもっともよく用いられるのは緑色をした色素です。これを腕の静脈から勢よく注入し，反対側の動脈から少量の血液を連続的に引き出して検知器の間を通すと，色素稀釈曲線が描けます。正確さはやや劣りますが，動脈に針を刺さず，耳たぶを検知器ではさんで曲線を描くこともできます。

　この曲線を分析すると，循環時間だけでなく，心拍出量や心臓・肺に溜まっている血液量も計算できます。

　また心房や心室中隔に欠損部があれば，一度，左室に入った色素の一部は，右房・右室を経て再度，肺を通ることになり，カーブの下りの部分に瘤ができます。逆にファロ四徴などでは，右室に入った色素の一部は，直接大動脈に拍出されるので，カーブのはじめの部分に瘤が現われます。

　こうして色素稀釈曲線から，短絡の有無だけでなく，短絡する血液の

量もだいたいわかるのです。

　色素の代りに，冷たい生理食塩水を注入し，下流での血液温度低下の度合から血流量を知るのが熱稀釈法です。心拍出量測定には右心カテーテルを使って右室で注入する必要がありますが，何回でもくり返すことができ，色素に過敏な方にも行えるのが利点です。

　このように指示薬稀釈法は，患者さんの受ける苦痛が比較的少なく，手間もかからないうえ，心臓カテーテル法の半分くらいを肩代りするデータを与えてくれるので，このところ盛んに行われるようになりました。コンピュータが組み込まれ，計算が自動化されたのも一因でしょう。

ガンマ線による診断——RI

花開く RI 診断

　RIとはラジオアイソトープ，すなわち放射性同位元素のことです。電磁波の一種であるガンマ線を出しながら次第に他の物質に変って行きます。放射性などというと何やら恐ろしい気がするかも知れませんが，現在，診断に用いられる放射性医薬品はいずれもごく弱いもので，しかも数日以内にほとんど消滅しますから，心配いりません。

　RIの医学への応用は幅広く，まとめて核医学と呼ばれます。核医学は大きく分けて，RIが体内でどう動き，どこに集まるかといったことを調べる方法と，血液などに含まれる微量物質の測定に利用する方法とがあります。そして心臓に用いられるのは主として前者です。

　心臓病のRI診断は，他の病気に比べいろいろの特徴があります。これは心臓が絶えず拍動して静止することがないこと，中空性の臓器で，中を血液が勢よく流れ，しかも右心系と左心系に分かれていること，などの点です。このため大量のデータを一気に処理できるコンピューターが必要になります。

　このような事情で心臓病のRI診断はやや出遅れた感がありましたが，

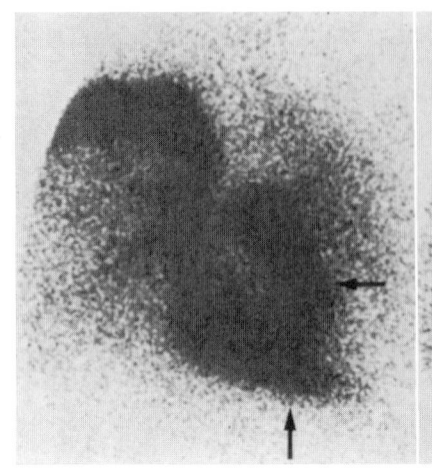

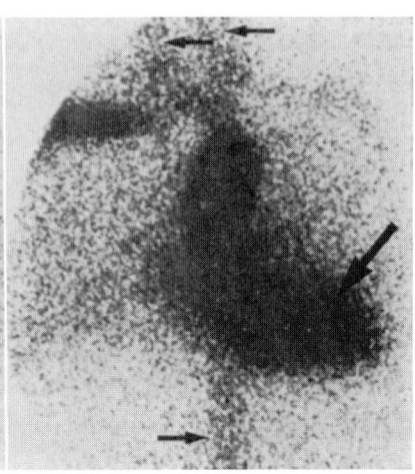

RIによる心臓血管造影

右腕の静脈から注入されたRIが上大静脈・右房を経て、右室から肺静脈へと流れる状態を示しています。図の左上、カギ形の黒い部分は右鎖骨下静脈から上大静脈、↑は右室、←は肺動脈の出るところです。

数秒後、RIは血流に乗って肺静脈から左房・左室に入り、さらに大動脈へと駆出されます。↙は左室、←は左右の頸動脈、→は腹部大動脈です。

現在は遅れを取り戻す勢で盛んになりました。これはRI診断が単に患者さんに痛い思いをさせないで済むというだけでなく、他の方法では代用しにくい分野にも伸びてきたからでしょう。それではRIでどんなことが判るか、ご説明しましょう。

造影剤を使わない心臓血管造影ができる

放射線の一種であるガンマ線を受けると、そのエネルギーを光の点に変えるガンマカメラという装置があります。光点はさらに電気信号に交換され、磁気テープに入れられてのち、再び画像として取り出すことができます。

このカメラを使って心臓や大動脈内のRIの動きを記録すれば、左右

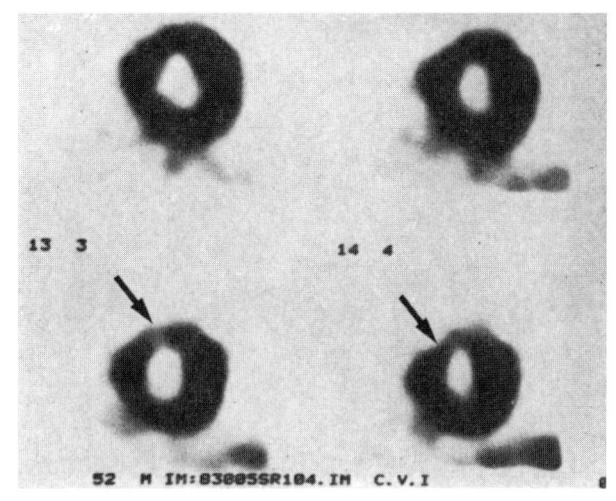

患者さんの体のまわりでガンマカメラを回転させ，ごく狭い範囲から出るガンマ線だけをとり出すと，任意の面で心臓の断層像が得られます。
図は心筋梗塞の患者さんの心臓を，輪切りにするように撮った心筋断層シンチグラムで，上段は心臓の上部，下段は心尖部です。ドーナツ状にみえるのが心筋ですが，下段は↘のところで輪が薄くなっています。ここに心筋梗塞があり，タリウムが集らないのでこのように薄くなるのです。

心筋断層シンチグラム

心室の大きさや収縮・拡張の動態，血流速度，短絡の有無と部位などが判ります。要するにRIを利用しての心臓血管造影法です。造影剤を注入してX線映画をとるふつうの心臓血管造影に比べると，大まかな所しか判らないなどの欠点がありますが，心臓やその近くまでカテーテルを入れる必要がなく，造影剤に過敏な方にも安心して行えるので，その点では優れています。

虚血性心臓病の診断に威力——心筋シンチグラム

心臓病の大御所は何といっても狭心症や心筋梗塞などの虚血性心臓病

です。虚血性心臓病の大半は心臓を養う冠動脈の硬化が原因ですが，第一話でも述べたように，この病気は冠動脈の硬化が相当ひどくならないと症状が現われないことがよくあります。人間ドックで異常なしとされて1カ月もたたないうちに心筋梗塞で急死，というようなことを時折耳にしますが，冠動脈硬化の早期発見の困難性を示唆しているといえましょう。

　冠動脈造影法はわずかな冠動脈硬化も見つけることができるもっとも確かな方法ですが，多少の苦痛は避けられませんし，何度もくり返すことは困難です。運動をして心電図をとる負荷心電図はよい方法ですが，異常があっても必ずしもそれが虚血のためと断定できないことがある一方で，多少の病変があるにもかかわらず異常を示さないこともあります。そこで目を付けられたのが心筋シンチグラムです。

　心筋シンチグラムにはふつうタリウムというRIを使います。タリウムは十分な血流を受けている健全な心筋によく取り込まれる性質があるので，タリウム静注後に心臓をガンマカメラで撮影し，集まり方の悪いところがあれば，そこの心筋に異常のあることがはっきりします。運動負荷と併用するとさらに感度と精度を上げることができます。虚血性心臓病の早期発見のためや，入院を要する冠動脈造影が必要かどうか決めるのに役立つ方法です。

　余談になりますが，虚血で死に瀕した心筋に好んで集まるRIもあります。このハイエナのようなRIはテクネシウムの特殊な化合物で，急性心筋梗塞の大きさや部位の診断に用いられます。脚ブロックや人工ペースメーカーを埋め込んだ患者さん，その他もともと心電図に変化のある患者さんに心筋梗塞が起こると，心電図による診断が難しいので，RIの助けを貸りることになります。RIの使い道にもいろいろあるものです。

交感神経の状態や代謝の変化を知る

　糖尿病や心筋症，その他種々の心臓病では心筋に分布する交感神経の異常がしばしば起こります。交感神経の末端から分泌されるノルエピネフリンと同じ動きを示す MIBG という物質に放射性ヨードを付けた RI は，その機能の状態を知るのに役立ちます。RI 検査の多くは心エコー図や MRI などでも同様な情報が得られますが，この検査は RI の独壇場といえます。

　第一話で話したように，心筋が活動するに必要なエネルギーの大半は，脂肪酸が酸化することで産み出されます。虚血性心疾患では酸素が不足するためこの代謝がスムーズに進まないことになりますが，この程度を知るための RI が BMIPP です。冠れん縮性狭心症など発作中の心電図がないと診断が難しく，また再現が困難なケースでは，この RI によって後から裏付けを取ることが出来るようになりました。

手術をすべきか否かの決め手になることも

　心筋梗塞ではその部位の心筋は死滅するとされていますが，実際は少なからぬ心筋が生き残っていることがあります。また一時的な強い虚血や，長く虚血に置かれた心筋は死んではいないが活動も出来ない状態のことがあります。このような心筋を気絶心筋とか冬眠心筋とかいいますが，ここに冠動脈バイパス術などで十分な血液を送れば息を吹き返して活動を再開することが期待できます。手術する甲斐があるか否かの予知にもタリウムなどの RI が大変役立ちます。

　下肢や骨盤の血栓がはがれて肺動脈を閉塞する肺塞栓症という病気のあることは，168 頁にも話しました。胸痛，呼吸困難，ショック症状が突発するので心筋梗塞と間違えやすいのですが，この際にも RI が役立ちます。

　RI としてはふつうテクネシウムを使います。ただし心筋の場合と異なり，ごく細かな微粒子にして静脈から流すのです。この微粒子は肺の

毛細血管にひっかかり、フィルムに写し出されます。もし肺動脈の枝がどこかで塞っていれば、先には微粒子も入れませんから、その部分はフィルムの上に白く抜けて出ます。肺塞栓以外でも、肺の血流に異常があれば、この方法で場所や性質、程度が判ります。

　肺の毛細血管が微粒子で塞がれば、何か悪影響が出るのではないか。ご心配の方もいらっしゃるかと思いますが、塞がる毛細血管は1万本のうちの1本ぐらいの割合ですし、それも数時間で溶けてしまうので、まったく支障はありません。

X線CTとMRI

　身体をスライスして断面を画像にするCTやMRIが、広く臨床に用いられていることは改めて言うまでもないでしょう。ところが心臓に関してはかなり遅れを取って来ました。心臓が拍動する臓器であることなど理由はいろいろありますが、さまざまな工夫で実用性を高め、今では心臓血管病の診断にCT, MRIならではの地位を築きつつあります。

X線CTの進歩

　CTでは一組のX線管と検出管が体を輪切りにするよう回転し、コンピューターで処理して画像を作ります。1回転に1秒くらいかかりますから、相手が拍動する心臓ではどうしても像がぼやけます。この欠点を克服するため多数の検出器をリング状に並べ、照射電子ビームの角度を電子的に切替えて回転を不要とし、20分の1秒で1スライスを作る装置が開発されましたが、何分にも高価で場所も取るため普及しませんでした。

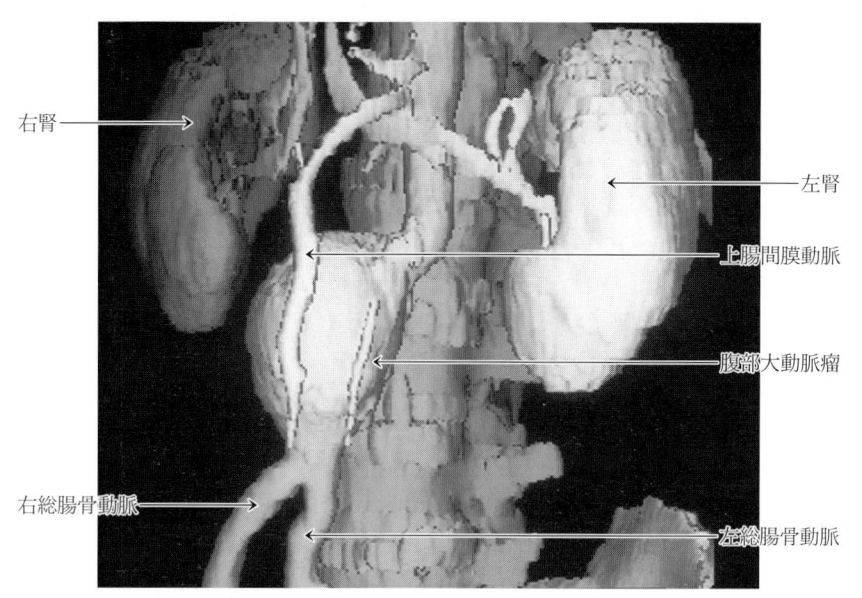

第七話　心臓病の検査あれこれ　**225**

右腎
左腎
上腸間膜動脈
腹部大動脈瘤
右総腸骨動脈
左総腸骨動脈

総腸骨動脈分岐に出来た巨大な大動脈瘤がはっきり判ります。
造影 X 線 CT より作成した腹部大動脈瘤の立体像

　これに代るものとして X 線を出しながら身体を動かすヘリカル（スパイラル）CT，検出管を縦に 4 列以上並べて多数のスライスを同時に作るマルチスライス CT が実用化されています。回転動作があるので心臓に対しては苦しいところがありますが，1 回呼吸停止をすればよく，造影剤を使うにも少量で済みますから，大動脈瘤の診断では大いに役立ちます。図はヘリカル CT 像を重ねて立体的に表現したもので，大動脈瘤が一目で判ると思います。
　CT は僅かな比重の差がよく区別できるので，たとえば心膜腔に溜った物質が脂肪か，水に近い濾出液か，または血液が混じたものかなど見分けるのにも用いられます。
　X 線 CT で問題なのは大量の放射線を浴びることになるからです。普通の胸部 X 線撮影で 0.05 ミリシーベルト，消化器のバリウム検査ではその 10〜15 倍ぐらいですが，CT ですと胸部だけで 10 ミリシーベル

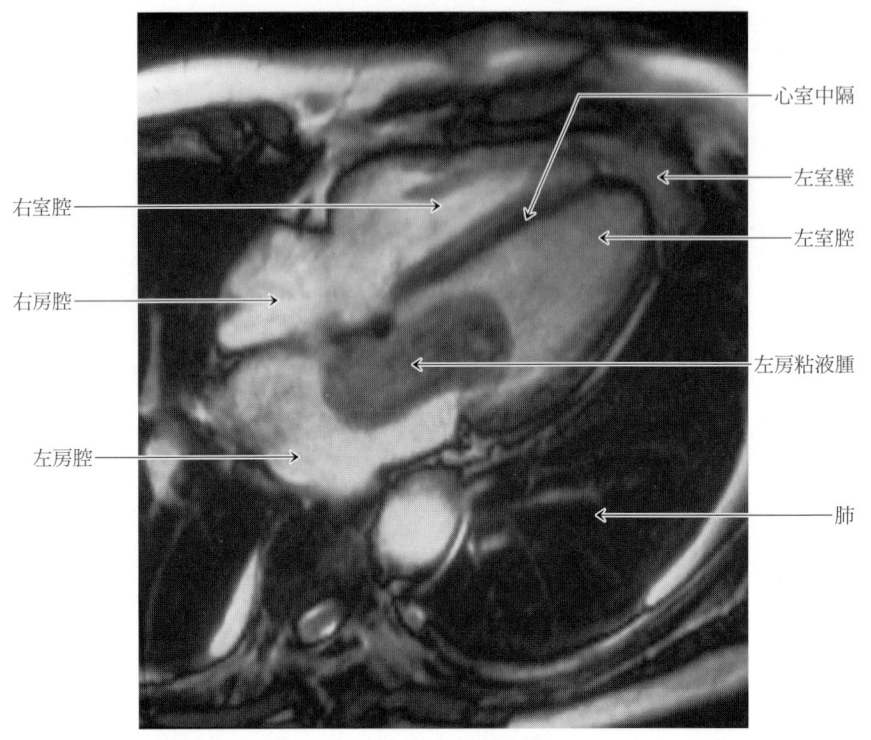

任意の断面像を自由に作れる MRI の特性を生かして作った心臓の縦切りです。上寄りに右房右室，下側に左房左室があります。その中央やや左にある，ピーナツ形の黒い影は左房から発生した粘液腫で，丁度僧帽弁口を越えて左室に陥ち込んだ所です。この患者さんは失神を訴えて来られました。粘液腫がラムネ玉のような栓になって，血液の拍出が一時止まるためです。なお粘液腫というのは心臓に出来る良性腫瘍で失神や疲れやすさを訴える方もありますが，一般に症状に乏しく，胸部 X 線や心電図など通常の健診でも発見しにくい傾向があります。心エコー図や MRI で診断されます。当院でも年に数人手術されており，それほど珍しい病気ではありません。

心臓の縦切り MRI 像

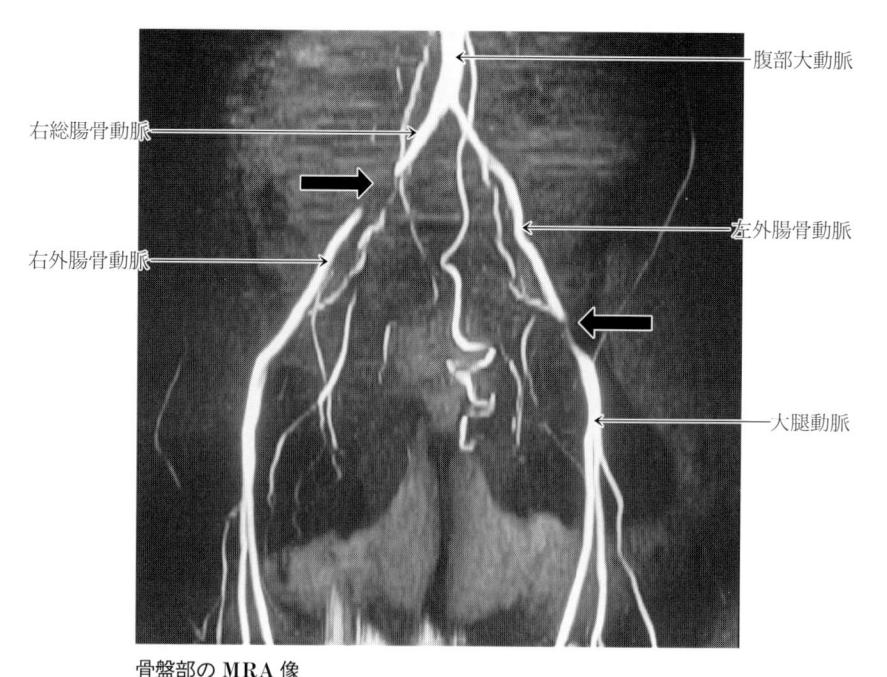

第七話　心臓病の検査あれこれ　**227**

骨盤部のMRA像
➡で右外腸骨動脈⬅で左外腸骨動脈末端が高度の狭窄をおこしています。

（画像ラベル：腹部大動脈、右総腸骨動脈、左外腸骨動脈、右外腸骨動脈、大腿動脈）

ト以上，腹部も加えると30ミリシーベルトにも達します。実に胸部単純撮影の数100枚分です。CTはその必要性をよく見定めて施行する検査といえます。

多芸多才のMRI

　強力な磁場に身体を入れ，特定周波数の電磁波パルスを照射すると，体内の水素原子核すなわちプロトンが反応して同じ周波数の電波を送り返します。プロトン密度の組織による差，撮像法の工夫，磁性を帯びた造影剤の利用などで画像を作るのがMRIです。検査中ドンドンという音がしますが，これは電磁波検出用コイルが磁場の変化で振動するための音です。

MRI の画像は一見 X 線 CT に似ています。しかし CT では果せないいくつかの機能があります。第 1 は輪切りしか出来ない CT と異なり，縦でも斜めでも自由な断面像を作れることです。心臓のように斜めに傾いている臓器では，もっとも診断しやすい断面を選ぶことが MRI で可能となりました。

　第 2 は血流など動く対象に敏感なことです。弁膜症での逆流や渦流，大動脈解離で解離の始まった場所や真腔と偽腔の区別など知ることが出来ます。血管がはっきりするような撮像法で得た断層像を，血管のつながりが判りやすいよう再構成した画像を特に MRA と呼びます。MR による血管造影の意味です。動きの少ない頭部や四肢では狭窄や閉塞がはっきり出るので，閉塞性動脈硬化症の診断に役立ちます。冠動脈に関しては心拍と呼吸によるぶれが大きく，呼吸停止と心電図同期である程度の画像は作れますが，心臓カテーテルによる冠動脈造影とはまだ距離があります。

　話は外れますが，ここで PCI，すなわち末梢の動脈からする冠動脈の治療後の経過観察について触れたいと思います。PCI は術後 3〜6 カ月後に 30％ 前後の患者さんで再狭窄が起こることは前に話しました。今のところはもう一度心臓カテーテルをするのが原則ですが，これは患者さんにとっても私共にとっても気の重いことで，何とか画像診断で代行できないかが課題でした。現在マルチスライス CT が先行し，ことに 8 列，16 列はゴール直前の感があります。MRI はステント部位の像が乱れるなどやや遅れ，心エコーは技師の腕にもよりますが，根元に近い太い部分以外は無理のようです。

　話を戻して第 3 の特技はシネ MRI が撮れることです。数回の息止めで心臓の輪切りでも縦切りでも任意の断面の動きが撮し出され，外壁や内腔もはっきり判りますから，心臓の動態を具体的に知ることができます。

　第 4 は微妙な組織の差違が区別できるので特発性心筋症とその他の心

筋症，粘液腫など心臓から発生する腫瘍の診断にも役立ちます。RIで話しましたが，MRIでも造影剤を静注することで心筋が本当に死滅しているのか，収縮しないのはただ冬眠状態にあるか一時気絶しただけなのかの判別が可能です。

　MRIの欠点としては装置が高価で維持にも費用がかかること，人工ペースメーカー植え込み後や重症で点滴，人工呼吸器などが外せない方は検査ができないなどの欠点があります。しかしMRIはこれからと言ったところが多く，応用技術の開発で心疾患診断のあらゆる場面での活躍が期待されます。

そのほかの検査

　心臓が弱れば，いろいろな臓器が影響を受けます。逆に高血圧・肺疾患・貧血・糖尿病・甲状腺機能亢進症などが原因でおこる心臓病も，少なくありません。

　ですから，心臓病の診断には，心臓以外の検査も1通り必要になります。

尿 検 査

　尿検査は，材料は捨てるものですし，簡単なわりにいろいろなことがわかるので，欠かせません。たとえば，蛋白が陽性なら腎臓の障害があるかもしれませんし，肝臓の異常もみつかります。

　腎臓や肝臓は，心不全のとき影響を受けやすいので，その機能を調べておくことは大切です。尿量を測るだけでも，心不全の経過のよしあしを知る目安になります。

血 液 検 査

　血液の検査は採血に伴う痛みがあり，測定にも手間のかかるものが少なくありませんが，廃棄物である尿と違い，正常値と異常値のけじめが

つけやすく，全身の状態をはっきりとつかむことができます。

　普通に調べるのは，血清中のたんぱく質やコレステロール・中性脂肪といった脂肪類，ぶどう糖など栄養状態に関するものと，ナトリウム・カリウムのように，利尿薬をたくさん使うと変動しやすいミネラル類です。

　また病気によっては，腎臓の機能を示すクレアチニンや尿素，肝臓が悪いとき血液中に増えてくる酵素を測ったりします。薬の副作用を早期に発見するのにも役立ちます。またこれらの酵素は心筋にも含まれており，心筋梗塞のときにも一時的に血液中の値が上昇しますから，発作の時期や強さを判定するのに欠かせません。さらに心筋に含まれるCKMBという酸素や，心筋細胞にあるトロポニンTというたんぱく質の増加が認められれば，心筋壊死がおこっていることが確実に診断されます。また第3話で述べたように，心不全では心室からBNPという利尿作用のある物質が分泌されます。ですからこれを測定することで心不全の程度，経過が良いか悪いかを知ることができます。

　血液中の尿酸は，心筋梗塞に合併しやすい痛風の患者さんはもちろん，利尿薬を使っている人でも高くなる傾向があるので，ときどき調べておいた方がよいでしょう。

　血液が酸性に傾いていないか，酸素や炭酸ガスの量は適正かといったことも，病気によっては調べなければなりません。このときは静脈からでなく，動脈の血液が必要です。

　そのほか，リウマチ熱や梅毒の疑われるときも血液で調べますし，貧血の有無もみておきます。

　これらの検査をまとめてしようとすると，一度に $10\,\mathrm{m}l$ 以上の血液が必要になることがあります。たいへん多いようですが，これは献血のときの1/20以下ですから，立て続けに採血しなければ，健康への影響はまず心配無用です。

眼底検査

高血圧や動脈硬化からきた心臓病では，眼底検査も必要な検査です。

眼底というのは，カメラでいえばフィルムのある部分に相当する，眼球の一番奥まったところで，血管を直接観察できる，全身で唯一の場所です。

ですから，検眼鏡や眼底カメラで眼底の様子がわかれば，ほかの血管の状態も，ある程度推測できます。もちろん心筋梗塞の人の眼底が正常なこともあれば，眼底に強い変化があっても，心電図に異常のないこともないわけではありません。

図は高血圧の人の眼底写真です。ほぼ中央の白い部分は乳頭といって，視神経や血管の出入りするところ，乳頭から多少うねりながら放射状に走る筋のうち，黒くて太いのが静脈，細くて光っているのが動脈です。

正常でも動脈は静脈に比べて細いのですが，この写真は高血圧の人の眼底なので，かなり太さが違ううえに，いかにも硬そうな感じがするでしょう。黒くみえる斑点は眼底出血です。

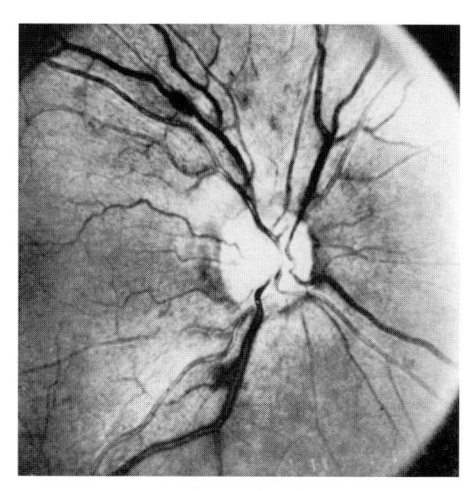

Ⅲ度の眼底写真

高血圧による眼底変化は，軽い方から順に4度までわけられます。I度・II度は動脈が細く，硬そうにみえるだけで，それほど心配はありません。しかし眼底出血の加わったIII度，乳頭がむくんで腫れ上ったIV度では，早く手を打たないと危険です。

　糖尿病でも眼底にいろいろと派手な変化がおこります。

　以上のほか，心臓病によっては肺・腎・甲状腺などの機能検査が必要になりますが，詳しいことは省略します。

　　　　　あ と が き

　私が心臓血管研究所に職を得てから診てきた患者さんで，亡くなるまでの経過と死因の明らかな方は1998年3月までで249名いらっしゃいました。この方々を，心研が東京都港区赤坂に30床の付属病院を持って開設された1964年4月から79年3月までのI期，港区六本木の現在地に移り，ベッド数約100，CCU，心臓カテーテル室等を充実した87年3月までのII期，心臓血管外科を設け心臓病全般に対応できる体制を整えた98年3月までIII期に分け，亡くなったときの年齢，初診からの診療期間，直接の死因などを調べたことがあります。

　I期はわが国で心臓外科がようやく揺籃期を脱しつつあり，選択的冠動脈造影が普及し始めた時期，II期は各種診断法の発達で心臓病の診断がより精密なものとなり，手術成績も安定した時期，III期は循環補助が日常的に用いられ，不整脈の電気的治療が進み，デバイス（用具）の発達に助けられてPCIが薬物治療と外科手術の間に3本目の柱として育った時期にほぼ相当します。

　そこで各期について亡くなった年齢，診療期間，死因をみますと，I期は男女とも平均62歳で亡くなり，診療期間は男性81カ月，女性65カ月，57％の方が心臓病で亡くなっていました。II期ではそれぞれ73歳と10年以上延び，診療期間は男性131カ月，女性153カ月と2倍前後となりましたが，直接死因は53％が心臓病でした。それがIII期になると亡くなる年齢が男性77歳，女性78歳，診療期間はそれぞれ178カ月，161カ月とさらに延長し，しかも心臓病が死因になった方は30％に止まりました。反面，I期で7％足らずの癌が21％，それぞれ3％，6％だった肺炎などの感染症，骨折などの事故がともに11％余と増えております。

　ここに挙げた数字はあくまで私が個人として診てきた患者さんについ

てのものですし，ことに高齢になるほど転居や施設入所などで消息不明の方が増えてきますので，かなりの偏りがあることは否めません。とは申しても心臓病は早期に適切な治療を受ければ，通院期間は長くはなりますが，80歳近くまでは頑張れそうだということを示しております。そして私共もその方向に一層の努力を重ねたいと思っております。

索引

A

アダムス・ストークス症候群　138
アドレナリン　8
アイゼンメンゲル症候群　55
アンジオテンシンI　87
アンジオテンシンII　87
アンジオテンシン受容体拮抗薬　168
アンジオテンシン受容体拮抗薬（ARB）
　　113
アンジオテンシノーゲン　87
アンジオテンシン転換酸素（ACE）阻害
　薬　113
アンジオテンシン転換酵素阻害薬　168
アルコール心　159
アスピリン　36
アテローム　10
アテローム硬化　8
圧負荷　89
ACE阻害薬　113
ANP　88
ARB　113
α（アルファ）受容体　16
α（アルファ）遮断薬　168
ATレベル　30
亜急性感染性心内膜炎　154

B

梅毒　76
バイパス手術　37
バイシクルエルゴメーター　101

バルサルバ洞　50
弁形成術　72
ベルヌイの法則　75
房室結節　123
房室接合部　124
ブルガダ症候群　151
ビュルガー（バージャー）病　184
β（ベータ）受容体　16
β（ベータ）遮断薬　35, 114, 168
$β_2$受容体　87
BMIPP　223
BNP　88

C

直背症候群　60
直流除細動器　23, 147
直視下交連切開術　68
長時間心電図　201
超音波ドプラー法　210
調節機構　81
聴診　191
中隔線　206
中華料理店症候群　106
中膜　8, 10
中性脂肪　12
CCU　23

D

第I音　192
第II音　192
第III音　192
第IV音　192
大動脈　50, 177
大動脈弁　50
大動脈弁閉鎖不全症　4, 76
大動脈弁狭窄症　6, 73

大動脈弁輪拡張症　77
大動脈炎症候群　77
大動脈型　205
大動脈解離　23, 182
大動脈騎乗　59
大動脈弓部　177
大動脈縮窄症　60, 191
大伏在静脈　180
大静脈　179
大血管置換症　60
大脳辺縁系　174
代償不全　84
代償機構　81
大腿動脈　179
断層心エコー図法　210
打診　191
電撃治療　146
電磁調理器　143
ドコサヘキサエン酸　45
貪食細胞　8
洞房ブロック　137
洞不全　137
洞不全症候群　137
洞結節　120
動脈管開存症　4, 56
動的運動　31
DCA　40
DHA　45
大動脈内バルーンパンピング　26

E

エアウエイ　149
エイコサペンタエン酸　45
腋窩動脈　177
エコノミークラス症候群　169
EPA　45

F

ファロ四徴症　58
フォガティカテーテル　186
不安定狭心症　15
不飽和脂肪酸　45
不完全房室ブロック　135
不完全脚ブロック　137
負荷心電図　200
腹部大動脈　178
副伝導路症候群　131
副交感神経　122
腹腔動脈　178
分時拍出量　50
不整脈　117

G

ガンマ線　219
眼底検査　231
下大静脈　51
原発性肺高血圧症　94
偽腔　182, 228
逆行性左心カテーテル法　215

H

肺動脈　51
肺動脈弁　51
肺動脈弁閉鎖不全症　79
肺動脈狭窄　58
肺不全　170
肺循環　51
肺結核　170
肺血栓塞栓症　94, 168
肺高血圧　170
肺毛細血管　51
肺性脳症　171

肺性心　95
肺水腫　33, 65
肺うっ血　64
拍動下にバイパス　39
白衣高血圧　194
平均血圧　165
平均循環時間　217
閉鎖循環系　47
閉塞性動脈硬化症　183
閉塞性血栓血管炎　184
ヘリカル　225
肥大型閉塞性心筋症　160
肥大型心筋症　160
左冠動脈　3
左前下行枝　3
左鎖骨下動脈　177
左総頸動脈　177
腓骨動脈　179
肥厚性大動脈弁下狭窄症　160
貧血　7, 172
ヒス束　125
補充収縮　138
本態性高血圧症　166
ホルター心電図　201
発作性頻拍症　129
発作性上室性頻拍　132
発作性心房細動　129
泡沫細胞　10
放射性同位元素　219
放射性医薬品　219
縫縮術　72
飽和脂肪酸　45
表在静脈　179, 186
HDL コレステロール　12

I

胃大網動脈　39, 178
異型狭心症　15
一回拍出量　50
インフルエンザ　156
一酸化炭素中毒　6
IABP　26
IVUS　211

J

ジャドキンスカテーテル　213
ジギタリス　69, 110
腎動脈　178
人工ペースメーカー　139
人工ペースメーカーの話　141
自律神経　122
上腸間膜動脈　178
上腸間膜動脈塞栓症　185
上大静脈　51
上行大動脈　177
静脈弁　179
静脈弁が不全　186
静脈瘤　186
上室性頻拍　129
上室性期外収縮　126
上腕動脈　177
粥状硬化　7
粥腫　8, 10
循環時間　217

K

下腸間膜動脈　178
下行大動脈　177
下位中枢　138
解離性大動脈瘤　182

回旋枝　3
過換気症候群　174
脚気　4
拡張（うっ血）型心筋症　159
核医学　219
仮面うつ病　173
冠動脈　2
冠動脈奇型　5
冠動脈危険因子　11
冠動脈の硬化　5
冠動脈のれん縮　5
冠動脈れん縮　16
冠動脈造影　8
冠動脈造影法　16
冠不全　1
冠静脈洞　4
冠静脈洞カテーテル法　215
間欠性跛行　183
感染性心内膜炎　56, 153
完全房室ブロック　136, 140
カルシウム拮抗薬　35, 168
下肢深部静脈血栓症　187
家庭用血圧計　195
カテコラミン　8
川崎病　5
経中隔左心カテーテル法　215
経皮経中隔僧帽弁交連切開術　68
経皮的経管的冠動脈成形術　40
経皮的心肺補助装置　26
脛骨動脈　179
経食道エコー法　211
携帯電話　143
携帯自動血圧計　194
血管平滑筋　16
血管内超音波法　211
血管内視鏡　8, 15

血管新生遺伝子治療　185
腱索　48
腱索断裂　70
ケント束　131
血栓溶解療法　187
血液培養　154
血液検査　229
欠滞　118
期外収縮　126
機械弁　68
筋腎代謝症候群　186
菌血症　153
起立性低血圧症　174
起坐呼吸　64, 92
気絶心筋　223
コクサッキウイルス　156
コレステロール　12
抗アルドステロン薬　112, 168
高度房室ブロック　21
高度の房室ブロック　140
抗不整脈薬　134
膠原病　154
抗凝血薬　69
甲状腺機能亢進症　7, 129, 172
甲状腺機能低下　12
交感神経　122
交感神経切除術　185
抗血小板薬　36
高血圧性心疾患　163
恒久性不整脈　129
高脂血症　12
高周波温熱治療器　144
高周波通電　133
交通枝　180
口うつし人工呼吸　149
クールナンドカテーテル　213

脚ブロック　136
虚血性心臓病　1
胸部誘導　196
急性動脈閉塞　185
狭心症　1
弓部大動脈　177
急性肺性心　168
急性冠症候群　15
急性心不全　82
急性心膜炎　161
急性心臓死　150
経心筋レーザー血行再建法　43

L

LDL コレステロール　8, 12

M

膜性部の欠損　56
慢性肺性心　169
慢性閉塞性肺疾患　94, 170
慢性気管支炎　170
慢性心不全　84
マルチスライス CT　227
マルファン症候群　61, 182
メンケベルク型　7
右冠動脈　3
右鎖骨下動脈　177
右総頸動脈　177
モビッツ II 型　135
問診　189
無害性雑音　192
むくみ　96
無症候性心筋虚血　18
無痛性心筋梗塞　22
MIBG　223
MRA　228

MRI　143, 224

N

内腸骨動脈　179
内弾性板　10
内皮　8
内胸動脈　39
内膜　8, 10
粘液腫　185
熱稀釈法　219
ニトログリセリン錠　19
ニトロール　19
ノルアドレナリン　8
脳動脈瘤　183
脳虚血　130
尿検査　229
乳頭筋　48
乳頭筋不全　71
乳頭筋の切断　71
NYHA 分類　98

O

啞の僧帽弁狭窄　192

P

パナルジン　36
パニック障害　174
ペーシング部位　142
ポックリ病　151
プラーク　8
プロスタグランジン系　185
プロトン　227
プルキンエ線維　125
PCI　41
PCPS　26
P 波　197

PTCA　40
PTCR　41
PTMC　68, 215

Q

Q波　197
QOL　100

R

ラジオアイソトープ　219
卵円孔　56
ラッセル　193
連合弁膜症　79
レニン　87
レニン-アンジオテンシン-アルドステロン系　87
リハビリテーション　27
リモデリング　28
燐脂質　12
利尿薬　69, 111
リポプロテイン　12
リウマチ熱　62
肋間動脈　177
ロマノ・ワード症候群　152
ロタブレーター　41
労作性狭心症　14
漏斗胸　60
ループ利尿薬　111
ルリッシュ症候群　186
旅行者肺血栓塞栓症　169
緑色連鎖球菌　154
R波　197
RI　219

S

左房　48

サイアザイド系利尿薬　112, 168
最大血圧　164
細動受攻期　133
細動脈硬化　7
催不整脈作用　134
細菌性心内膜炎　153
最高血圧　164
最小血圧　164
最大血圧　164
最低血圧　164
左脚後枝　136
左脚前枝　136
産褥心　159
三尖弁　51
三尖弁閉鎖不全症　79
左心不全　89
左心カテーテル法　215
左心系　47
左室　49, 125
生体弁　68
静的運動　31
セカンドオピニオン　142
脊椎管狭窄症　184
浅大腿動脈　179
遷延性心内膜炎　154
センシング部位　142
選択的冠動脈造影　216
セルディンガー法　213
しゃがみ込み姿勢　59
尺骨動脈　177
脂肪酸　45
弛張熱　154
刺激伝導系　124
指示薬稀釈法　218
色素稀釈曲線　218
膝窩動脈　179

心房中隔欠損症　53
心房細動　49, 67, 127
心房性期外収縮　127
心房性ナトリウム利尿ペプチド　88
心房粗動　127
深部静脈　180
深大腿動脈　179
心電図　196
シンドロームX　18
心エコー図　207
心不全　81
心原性ショック　21, 82
心破裂　21
神経循環無力症　174
心筋炎　155
心筋不全　90
心筋梗塞　1
心筋シンチグラム　221
心筋収縮力　90
真腔　182, 228
心音　191
真性大動脈瘤　180
心室中隔欠損症　54
心室瘤　33
心室細動　21, 146
心室性頻拍　21, 144
心室性期外収縮　126
心雑音　191
心臓移植　120
心臓カテーテル法　212
心臓叩打法　148
心臓麻痺　82
心臓マッサージ　148
心臓神経症　173
心臓喘息　33, 92
視診　189

四肢誘導　196
視床下部　122, 174
失神発作　75, 139
触診　191
小伏在静脈　179
焼灼術　133
収縮性心膜炎　162
塞栓子　185
塞栓症　67
僧帽弁　48
僧帽弁置換術　68
僧帽弁閉鎖不全症　69
僧帽弁逸脱症　70
僧帽弁狭窄兼閉鎖不全症　73
僧帽弁狭窄症　62
僧帽型　205
総腸骨動脈　178
早期収縮　126
装甲心　163
スパイラルCT　225
スタチン系　36
スターリングの法則　84
ステント　40, 181
スワンガンツカテーテル　213
S波　197
心タンポナーデ　161

T

体外式人工ペースメーカー　23
体循環　51
太鼓ばち指　59
タリウム　222
低塩症候群　109
抵抗血管　166
低酸素発作　58
テクネシウム　222

テレメーター心電図　203
特発性脱疽　184
特発性心筋症　158
特殊心筋　124
トレッドミル　101
トレッドミルテスト　201
トリグリセライド　12
橈骨動脈　177
冬眠心筋　223
T 波　197
TMLR　43

U

植え込み型除細動器　147
ウェンケバッハ型　135
ウイルス性心筋炎　162
うっ血性心不全　84
右脚　125
右脚ブロック　136
右胸心　60

運動療法　100
右心不全症状　66
右心カテーテル法　213
右心系　47
U 波　197

W

腕頭動脈　177
WPW 症候群　131

X

X 線 CT　224
X 線検査　203

Y

腰動脈　178
溶血性連鎖球菌感染　156
容量負荷　89
用手的蘇生法　148
遊離脂肪酸　12

著者略歴

1928年 東京生れ
1952年 東京大学医学部医学科卒業
1953年 東京大学医学部第2内科入局
1958年 医学博士
1965年 財団法人 心臓血管研究所研究員
1971年 同付属病院診療部長
1979年 同付属病院副院長
1990年 同付属病院院長
1993年 財団法人 心臓血管研究所顧問
2002年 同退任

主要著書
　心臓病──早期発見と家庭療法（池田書店）
　心不全──治療管理の実際（医学図書出版）
　心不全（分担執筆）（中外医学社）
　心臓病X線診断プロセス（中外医学社）
　心臓病学（分担執筆）（南江堂）

©1979

第5版発行	2003年6月30日
第4版発行	1992年5月30日
第3版発行	1987年7月10日
第2版発行	1983年7月20日
第1版発行	1979年4月5日

心臓病教室

（定価はカバーに表示してあります）

検印省略

著者　太田　昭夫

発行所　株式会社　新興医学出版社
〒113　東京都文京区本郷6-26-8
電話　03（3816）2853

発行者　服部　秀夫

印刷　明和印刷株式会社　　ISBN 4-88002-460-0　　郵便振替　00120-8-191625

・本書の複製権・翻訳権・譲渡権・公衆送信権（送信可能化権を含む）は株式会社新興医学出版社が所有します。
・JCLS ＜㈳日本著作出版権管理システム委託出版物＞
本書の無断複写は著作権法上での例外を除き禁じられています。複写される場合は、その都度事前に㈳日本著作出版権管理システム（電話 03-3817-5670、FAX 03-3815-8199）の許諾を得て下さい。